U0258764

科学休息

REST

Why You Get More Done When You Work Less

迅速恢复精力的高效休息法

［美］亚历克斯·索勇－金·庞
（Alex Soojung-Kim Pang）
/ 著

赵富强
/ 译

中信出版集团 | 北京

图书在版编目(CIP)数据

科学休息:迅速恢复精力的高效休息法 /(美) 亚
历克斯·索勇—金·庞著;赵富强译. -- 北京:中信
出版社, 2021.1 (2021.3重印)
　　书名原文: Rest: Why You Get More Done When You
Work Less
　　ISBN 978-7-5217-2502-5

　　Ⅰ.①科… Ⅱ.①亚… ②赵… Ⅲ.①休息 Ⅳ.
①R163

中国版本图书馆CIP数据核字(2020)第237382号

科学休息——迅速恢复精力的高效休息法

著　者:[美]亚历克斯·索勇-金·庞
译　者:赵富强
出版发行:中信出版集团股份有限公司
　　　　(北京市朝阳区惠新东街甲4号富盛大厦2座　邮编　100029)
承 印 者:北京诚信伟业印刷有限公司

开　本:787mm×1092mm　1/16　　印　张:17　　字　数:240千字
版　次:2021年1月第1版　　　　　印　次:2021年3月第2次印刷
京权图字:01-2017-0696
书　号:ISBN 978-7-5217-2502-5
定　价:59.00元

目录

第一部分　重新定义休息

01

02

03

04

05

06

你的休息模式决定了你的未来

　　这是一本关于工作的书，也是一本关于休息的书。这听起来有点自相矛盾，但正体现了本书的核心。

　　我们很多人都对如何高效地工作感兴趣，但却很少思考如何更好地休息。一些关于如何提高效率的图书给我们指出了一些生活小妙招，建议我们如何工作才会更高效，或者给我们讲述一些 CEO（首席执行官）和知名作家是如何做到高效的。但对于休息在这些富有创造力的、高效率的人的生活和事业中起到的作用，这些图书几乎只字未提。偶有提及的时候，这些图书倾向于把休息仅仅当作一种身体需求，或者将其看作是件麻烦事。

　　与此同时，关于休息或休闲的一些图书主要关注的好像是如何逃避工作，而不是提高你的能力、让你能够完成有意义的工作。这些图书盛赞清闲，将其看作解决过度工作问题的良方，抑或是认为清闲往往闪耀着智慧的光芒。这些图书里说，有智慧的人能用更聪明的方法工作，但富有创造力的人根本不用工作。还有一些作家则把闲适描绘成一种奢侈品，可以肆意挥霍，值得炫耀。对于他们来讲，美好的生活就是无尽的夏日，应该通过修饰美化，然后在 Instagram（一款社交应用）上与人分享。

因此，我们将工作和休息看作是二元的。更成问题的是，我们仅仅把休息看作不用工作，而不是独立的、有其自身特性的东西。在我们的生活中，休息仅仅是一个负空间，它的存在由勤勉工作、雄心壮志和杰出成就来界定。当我们用诸如工作、奉献、效益和孜孜不倦这样的一些词语来标榜自己，就会很容易把休息和这些东西对立起来。如果你觉得自己就等同于工作，那么当你停止工作的时候，你也就不复存在了。

把工作和休息对立起来，我们就会对休息敷衍了事，甚至不休息。美国人的工作时长比许多国家的人都长，休假时间也更少。生产率提高了，但我们工作的时间不但没有缩短，反而变得更长，这与一些经济学家的预期背道而驰（而且也有悖于我们的常识）。我们从不休假。真的在休假的时候，我们也是不停地查阅电子邮件，不能自拔。

对于工作和休息之间的关系，我认为许多人的看法是错误的。工作和休息并非是对立的两极。人们谈到休息就必然会提到工作。把它们割裂开来，只谈其一，就像在讲述一段动人的爱情故事时，只提到其中一个恋人。休息并非工作的死对头，而是伙伴。它们互为补充，相得益彰。

而且，休息不好，工作就不能做好。有史以来最具创造力的人——那些在艺术、科学、文学上成就传奇的人，都非常重视休息。他们发现，为了实现自己的雄心壮志，为了完成自己想要做的工作，休息必不可少。合理的休息能够恢复精力，让他们的创作灵感源源不断。而正是头脑中这最为神秘的东西，不断推动着他们的创新。

因此，工作和休息并非对立，并不是非黑即白，非善即恶。人生如波，而工作和休息更像是波的两极。你不可能只有波峰而没有波谷。你也不可能只有高潮而没有低谷。它们相辅相成。

我们低估了认真休息带给我们的好处。同样，我们也低估了重视休息能够激发出来的潜能。

我既能愉快地工作，也能好好地休息。我喜欢智力和体力的双重挑战：完成大大小小的工作的使命感以及由此带来的成就感。对我而言，创新突破带来的感觉和观看任何一场比赛一样让人着迷、令人兴奋；和品尝美食一样能带给人身体上的满足和刺激（我真的很好吃）；同坠入爱河一样能填补情感上的空虚，成为精神的支柱，即便是反复思索一个念头，全神贯注于一个问题，脑力角逐一个难题，也会带来如此感觉。努力工作是光荣的，也会带来回报。和友善的人一起加班，不断拓展壮大公司，尝试新事物。因为有了和他们之间的友谊，现在回想起那些最艰辛的工作，我仍备感欣慰。有人对"幸福生活"的愿景就是创造财富，然后提前退休。我认为这种想法愚不可及、令人生厌。相比之下，像维克多·弗兰克尔和米哈里·契克森米哈赖这样的心理学家则认为，幸福生活是追求人生的意义，是充满挑战的。

这样的观点才具有直接而深刻的意义。

我对休息的兴趣并非源于我对工作的厌恶，而是源于这样一种想法：我们应该接受挑战，而不是逃避挑战，并且要知道，工作并不是一件坏事，绝对是有意义的、有成就感的人生所必不可少的组成部分。但我也逐渐把我们对过度工作的崇尚看成是一种脑力上的懒惰。这似乎有点自相矛盾，事实上，现在用时间的长短来衡量人的贡献和生产率并不难，但这种方式极不可靠。

与此同时，我也喜欢好好休息。这种休息不是无聊地花上几小时观看俄罗斯人的行车记录仪所摄录的视频，也不是在脸书上做几个小测试，看看自己的性格对应的是电影《暮光之城》里的什么角色，而是美美地花上几个小时自我放松，免于客户或同事，尤其是孩子的打搅。我喜欢睡觉，感受自己的身体舒舒服服地躺在床上，睡意来袭，就像月亮悄悄爬上来一样。同样，一想到要去体育馆放松一小时，我就有了工作的干劲儿。

当然，这也不是我提出的独到见解。古希腊人把休息看作巨大的馈赠，是文明生活的最高级形式。罗马斯多葛学派认为，不努力工作就不可能有美好的生活。实际上，几乎每一个古代社会都宣扬工作和休息都是美好生活不可或缺的部分，前者是我们生存的方式，后者是我们生活的意义。今天，我们失去了这种睿智。因此，我们的生活也变得越发可悲、越发没有意义。现在该是我们重新发现休息益处的时候了。

从上大学开始，我就对创造心理学产生了兴趣，但最近才开始认真地思索休息在富有创造力的生活中所起的作用。具体来说，是在一个冬天的晚上，当时，我和妻子正坐在剑桥的一家咖啡厅。那时候，我是微软研究院的客座研究员，正致力于一个研究项目。最终，基于这个项目，我出版了《不分心》一书。城里有很多咖啡馆或酒吧，我和妻子常常在晚饭后随便找一家进去坐坐。就在那个晚上，我们带着一摞文章和两本我正在读的书——弗吉尼亚·伍尔夫的《一间自己的房间》和约翰·凯的《迂回的力量》，然后选了张桌子坐下。

在《一间自己的房间》一书中，伍尔夫把在资金充足、历史悠久的大学里任教的生活和在新成立不久的女子学院里做教员捉襟见肘的生活做了对比。伍尔夫写道，历史悠久的大学给教师们提供更好的机会，让他们能够出类拔萃，不是因为他们天赋异禀，而是因为他们的工作节奏更从容，比如，他们有宽裕的研究预算，热情的工作人员也给教师充分的时间来散步和漫谈。与此同时，在《迂回的力量》一书中，约翰·凯注意到，当以前那些因强调工作要出色并注重客户服务而兴盛的公司，在新的领导层上任后提出以增加盈利为主的战略时，就会栽跟头。约翰·凯指出，有些公司认为利润只是出色完成工作的副产品，与这些公司相比，崇尚利润至上的公司更有可能赔钱。

这两本书引起了我对另外一本书的思考，这本书就是詹姆斯·沃森所著的《双螺旋》，在书中他讲述了和弗朗西斯·克里克发现DNA（脱氧核糖核酸）结构的故事。那时候我随身带着这本书，就像是带着幸运符一样，希望他在剑桥所取得的成就也能让我沾沾光。通常，我关注的只是故事里的竞争和冲突，但伍尔夫说休息有助于提高生产率，以及凯关于迂回理论的论述让我开始关注我以前从未关注过的一些东西。沃森和克里克并没有长时间待在实验室里，他们很多时候会在老鹰酒吧消磨漫长的午餐时间，或是午后在剑桥漫步，抑或是在书店里博览群书。尽管沃森必须得与 20 世纪最聪慧的科学家竞争，但他却经常溜去参加各种学术会议，到阿尔卑斯地区度假，或是去打网球。与沃森同时代的一个人说，因为沃森是天才，所以能挤出时间来追女孩、打网球。但伍尔夫和凯却让我觉得，或许正是因为他能挤出时间来追女孩、打网球，所以他才是天才。或许创造性的成就就是该间接取得。

整个冬天，这个想法都萦绕在我心头。在学术休假期间，我和妻子都非常努力地工作，收获颇丰，但我们也能挤出时间晚上到酒吧坐坐，或者星期天去奥查德果园散步，到伦敦短暂逗留，或者到爱丁堡、巴斯和牛津享受周末。这段时间很紧张，也很高效，但奇怪的是，这段时间也很从容。作为一个狂热的亲英派，我发现身处剑桥让我的智慧充满活力。但是，我想知道，如果说我们的高效率和我们生活的地方密切相关，那么这种高效率是否也和我们的生活节奏有同样密切的关联呢？我们觉得要一直保持联络，无论是在操场上运动，还是在吃饭的时候，都要密切关注邮箱，周末应该赶工，要对假期不屑一顾。我开始觉得，或许我们所熟悉的工作和生活方式以及这些理所当然的想法，并不如我们想象的那么行之有效。

一个对管理者和富有创造力的人的生活进行的调查充分表明，要理解休息在高效生活中的作用，我必须还要扩大研究的范围。除了少

　　　科学休息——迅速恢复精力的高效休息法

数几个显著的特例之外，当今的领导者都把压力和过度工作看作荣耀，他们显摆自己的睡眠和假期时间少，并且让宣传人员和公关公司精心地维系自己工作狂的形象。宣传人员和公关公司让我们了解到最有权势的人在当今的社会环境下是如何工作的。当今社会充斥着一种理所当然的想法：连续工作有好处，而且也有必要连续工作。有一种观点认为，过度工作对于高效和创造力是必不可少的。不管你接不接受，它都成了评判我们的标签。

回顾往昔，学术休假的生活又浮现在我的脑海中。在过去的几百年间，优秀的作家写出巨著，伟大的科学家创新突破，杰出的政治家赢得选举，成功的商人引领行业。与此同时，他们也都有充分的时间散步、定时午睡、周末度假，甚至是长达几周的休假。他们很多人在年轻的时候都是极具进取心的工作狂，随着日渐成熟，他们也学会了放松，学会了养成稳定的生活习惯，学会了让休息成为富有创造力的生活不可或缺的一部分，但是他们的雄心壮志从未被磨灭。他们必须要学会休息，学会密切关注工作方式，以及什么能为自己所用。他们对日常惯例的改变对思维的影响非常敏感。他们尝试不同的时间安排，以期找出什么时候精力最旺盛、思想最集中；他们调整自己的习惯，以期找到保持最佳状态的节奏和做法。换句话说，他们并非介于天才和疯子之间，仅凭无意识的冲动和无法驾驭的激情的驱使来创造。他们更像是运动员，通过不断地寻找新的锻炼方法、更合理的赛前准备以及能够让体能更充沛的饮食，从而获得优势。

有人反对我们从历史上去找能够更好地平衡工作和休息的楷模，

因为他们认为，以前的时代与现在截然不同，没有可比性。100 年前，生活更简朴，让我们分神的东西更少，经济压力也更小，而且当时的人崇尚闲暇，因此，有更多时间休息。现在，我们既要工作，还要照顾家庭，既要满足同事工作上的要求，还要陪孩子，留给自己的时间所剩无几。曾有望使我们的工作变得更灵活的那些科技，现在却让我们困于工作，我们觉得客户、同事和孩子时时刻刻都要能找到我们才行。经济的不确定性使我们必须接受这些规则，否则就会被别人取代。在这样一个全年无休、24 小时都必须保持在线的世界，"下线"完全不合潮流。

然而，我们的祖先本来有更多的时间休息，却没人告诉他们这一点。150 年前，维多利亚时代的人就敏锐地意识到他们正生活在一个快节奏的时代，全球化和经济都在加速发展，科学技术的革命、社会的巨大变革不断涌现，来自恐怖主义和意识形态的威胁层出不穷。铁路、电报和蒸汽机使世界的联系更紧密，推动着经济生产力的提高和贸易的发展，新闻也以极快的速度传遍世界。但是，科技也摧毁了本地的习俗，颠覆了乡村生活原本的节奏，破坏了祥和、宁静的氛围。在 19 世纪，一些医生就担心，城市生活的快节奏和铁路的高速度会让人类大脑难以承受，而且精神疾病会大范围蔓延。工会和资本家在工时长短和工作进度的问题上针锋相对。改革家和心理学家也发出警告，过度工作会带来危险。

我们来看看威廉·詹姆斯在他于 1899 年发表的文章《休息的原则》里对过度工作所做的分析。他认为美国人已经习惯过度工作，"心

　　　科学休息——迅速恢复精力的高效休息法

里满是拼劲，充满希望"，"屏息、凝神"投入工作。对于美国人来说，压力和过度工作就和身上佩戴的精致的珠宝一样值得炫耀。他们接受了那些"从社会大环境中染上的、传统遗留下来的坏习惯，而且很多人把这些坏习惯当作是理想的、令人崇尚的生活方式"。威廉·詹姆斯还指出，过度工作无益于效率的提高。"如果亢奋、匆忙的生活方式仅仅只是让我们做更多的工作"，那么，应该"有某种补偿、有某种理由让这种生活继续。但是，往往事与愿违"。后世的效率专家证实了威廉·詹姆斯的观点。第一次世界大战期间，工业管理工程师发现，连续加班几个月的工人和那些作息规律的工人相比，前者的生产效率更低，而且更容易犯严重错误。即使是那些在休假期间"花天酒地、没有娱乐休息的"士兵，也会在诸如基督教青年会（YMCA）和劳军联合组织（USO）的帮助下休养身心。美国商业记者博泰·查尔斯·福布斯曾写道，这表明"娱乐休息对效率而言是多么重要"。他指出，凯旋的士兵的经验表明"我们如何打发非工作时间，在很大程度上决定了我们工作时间的效率"。

换句话说，维多利亚时代的世界和人们的担忧跟我们现在的情况很相似。很多人接受挑战，想跟上机械化和电报带来的高效率，竭尽所能地想要工作效率更高、工作时间更长。这些都是普遍现象。然而有一部分人却特立独行，而且他们对工作和休息做出的抉择帮助他们取得了非凡的成就。他们的事例表明，我们可以不被一些客观的、普遍的因素制约，陷入过度工作的境地。其他不同的生活方式是有可能实现的。

他们的生活也给了我们一些别的启示。休息不是上天的赏赐，从来都不是。它绝不是在完成其他事情后才可以做的事。如果你想休息，那就休息。你应禁得住忙碌的诱惑，留出时间休息；你应重视它，精心守护它，不要让它被这个世界盗走。

那些心怀壮志、极具进取精神的人，既想要在这个日新月异的世界取得成功、取得创造性成就，又要精心安排，过上一种似乎更悠闲、平衡和理智的生活。历史表明，这种梦想是可以实现的。但是，我们能解释为什么休息那么重要吗？能解释为什么要从这些富有创造力的人的休息方式中审视这些一贯的模式吗？原来，过去的几十年，在睡眠研究、心理学、神经科学、组织行为学、运动医学、社会学和其他领域，科学发现不断涌现，这些发现让我们深刻洞悉了"休息"这个无名英雄在很多方面起到的至关重要的作用，比如提升大脑活力、促进学习、激发灵感、使创新源源不断。这个研究不仅让我们从广义上认识了休息的价值，还让我们认识到不同类型的休息在每一天、在一生中和工作之间的相互关系。它向我们展示了为什么有些类型的休息能够激发创造力，而其他类型的休息只能恢复创造力。这个研究表明，白天恢复性的午睡、激发洞察力的长时散步、剧烈运动以及漫长的假期不仅不会降低我们的效率，反而有助于富有创造力的人完成工作。

我们有必要重新考虑工作和休息之间的关系，有必要承认两者之间的紧密联系，有必要重新探索休息在帮助我们创造和提高效率方面所起的作用。我们不应该把休息仅仅看作身体的需求而敷衍了事；

科学休息——迅速恢复精力的高效休息法

我们要把休息看成一种机遇。停下工作好好休息，并没有妨碍创造力，而是对创造力进行的一种投资。

我从四个方面对休息进行了思考。当我在研究有关休息的科学的时候，当我在探究休息是如何让富有创造力的人出色地完成工作的时候，当我在阐释我们如何将这些来自科学和历史的真知灼见应用到我们自己的生活中的时候，下面这四个方面就成为我的着眼点。

第一，工作和休息是伙伴关系。

休息是做好工作必不可少的组成部分。世界一流的音乐家、奥运会运动员、作家、设计师和其他颇有造诣、富有创造力的人都能在紧张的工作和专心的长时间休息间自由切换。很长时间以来，灵感和创造力都是未解之谜：我们对创造的渴求总是超过我们对它运作机制的理解；为什么在某些时候它会突然出现，而其他时间又不会？如果可以，我们能做些什么来提高创造力呢？现在我们朝着揭示认知的过程又迈进了几步，在创造性突破的时刻，我们的认知非常活跃。我们现在离真相越来越近：当深刻的见解开始形成时，大脑里到底发生了什么？我们用尽各种手段，仍无法完全理解。人类的大脑和创造力是有史以来研究过的最复杂的两个东西，现在仍然还有很多重要的未解之谜。但有一点很明确，大脑的创造性活动从未停止，即使是在大脑休息的状态下，它仍在持续思考问题，逐一检验、排除任何一种可能的答案，寻求创新。这是一个我们真正无法掌控的过程。但是，通过学习如何科学休息，我们可以为大脑提供支持，让它得以运转，当它发现一些值得关注的东西的时候，我们就能关注它们。

第二，科学休息是主动的行为。

  提到休息，我们通常想到的都是一些消极行为，比如打瞌睡、躺沙发、看电视体育节目或者无节制地追电视剧。这只是其中一种休息。运动带来的放松程度比我们想象的要高得多，并且大脑在休息的时候，其活跃度比我们想象的要高。

  对于一些富有创造力的人来讲，繁重的、挑战体能甚至危及生命的锻炼已成为日常必需。这样的人数量惊人，包括一些从事专门行业的人，我们通常认为从事这些行业的人都是些连续几周不出门的书呆子。但实际上，他们有些人每天都要走好几公里，或者整个周末都待在花园劳作；有些人经常训练，盼着参加下届的马拉松比赛；还有一些人会去攀岩或登山。他们对休息的理解比我们对锻炼的理解更深刻。

  那么，为什么这样的锻炼会有助于休息呢？认真地投入锻炼有助于他们的身体机能始终处于巅峰状态，反过来这又会保持思维的敏捷，使他们精力充沛，能完成艰巨的工作。与此同时，这样的锻炼还带来了一些更微妙的心理益处：不仅能缓解压力或者使思维清晰，还能回忆过往经历。很多严肃的思想家会选择那些能体现他们童年兴趣爱好的活动，或者是培养那些从一开始就和父母或哥哥姐姐们一起学到的技能。这些选择包含在一个有意构建的、更为宏大的策略中，建立一种工作、娱乐、劳动和休闲各有其位、紧密相连的生活。

即使是明显被动的休息形式，身体的活跃度也比我们想象的高。当你睡觉的时候，大脑并没有停止活动。大脑在忙着整合记忆，回顾白天的事情，思考你要解决的问题。做梦的时候，你会瞥见这幕后的一切，但是这种大脑活动大部分都是在无意识、无指引的情况下发生的。大脑也会忙于清除毒素和做一些身体维护，这对于预防一些神经系统疾病至关重要。睡眠科学家可以看到在快速眼动睡眠期的大脑因脑电波活动高度活跃。此时的大脑和你醒着的时候一样活跃，但只是走神了。此时此刻，你的思维四处游荡，感觉脑子一片空白，但实际上你的大脑正全速运转。无须担心，你的自主意识不会被带走。

第三，科学休息是有技巧的。

休息和性爱、唱歌或跑步一样，每个人都知道怎么做，但如果加上一点努力和了解，你就可以更擅长于此。你可以更充分地享受休息，然后精神焕发、精力充沛。即便是通过有针对性的训练，人们也不一定会成为世界顶尖高手。他们还需要科学休息。人们发现，休息不仅起到恢复身心的作用，还能让思维高效。科学休息有助于你从一天的压力和极度疲惫中恢复，让你记住刚经历的事情和刚学到的经验教训，赋予潜意识以空间，让其继续工作。正是在科学休息和看似休闲中，你才能获取最好的思想，其间根本看不出来你在工作或是想要工作。

你必须通过学习了解如何好好休息，这看起来似乎有悖于直觉。

还能有比休息更简单的事情吗？还能有比休息更不费劲的事情吗？比休息更自然的行为就只有呼吸了。

是啊，呼吸就是与生俱来的。这就是为什么几乎每一个从事繁重体力劳动和艰巨脑力劳动的人都需要学会控制呼吸。训练呼吸是我们对抗压力、恐惧和分神的强有力的武器之一。学会如何深呼吸有助于运动员在比赛中更具竞争力，有助于士兵在战斗中保持镇定，有助于歌唱家在歌唱时更好地控制气息。它还能让演员和政治家的声音更具感染力。

休息同样如此。很多人把休息看作一件完全无须动脑的消极的事情。一天工作结束，他们就去酒吧喝上一杯打折的酒水，或者在周末泡泡吧，抑或假期的时候到热带国家旅旅游——在这些国家，总能找到打折的酒水，夜总会也不打烊。他们醉得不省人事，直到第二天早上从宿醉中醒来，从脸书的动态中或许能发现昨晚尴尬难堪的些许端倪。一些休息的方式具有挑战性，但却有益，能够让你更快乐、更健康，而且的确能让你的思维更敏捷。这样的休息方式是可能的。

是啊，休息就是与生俱来的。这就是为什么学会好好地休息如此有效。

第四，科学休息能激发和保持创造力。

对于每一个人来说，工作和休息的关系就像是白天和黑夜：相互依存。但是，对于那些具有超级创造力的人来说，科学休息在他们的创造性生活中起着非常重要的作用，但他们往往没有意识到。有些类

科学休息——迅速恢复精力的高效休息法

型的休息激发了创造力。很多知名的、富有创造力的人在早晨就完成了大部分紧张的工作，此时他们的思维最清晰，也最不容易受到干扰。他们白天会散散步或者小睡一会儿，以此恢复和保持精力，同时也能给潜意识留出时间去遨游、去探索。他们总是在停下工作时遗留一点任务，这样第二天开始工作的时候就会很容易上手。他们既能安排时间用于紧张的、专注的工作，也能安排时间充分休息。这些做法有助于他们找到更具创造性的方法解决问题，也有助于他们更迅速、更轻松地找到这些方法。

其他类型的休息起到了保持创造力的作用。很多伟大的作家、科学家和艺术家都经常锻炼，有些人同时也是爱好运动且颇有造诣的运动健将。他们对于习惯和爱好的一贯坚持令人印象深刻。他们用深层游戏平衡忙碌的生活。所谓深层游戏，就是一些能重振精神、需要全身心地参与、自己又觉得有意义的休息形式。在休假期间，他们可以随心所欲地旅行，不断充实创造力的储备，探索新思想，培养新兴趣。尽管他们喜欢沉醉于工作，但他们严格区分工作和休息。

科学休息带来的创造力的稳定性和持续性有助于解释为什么那些发现此诀窍的人创新生涯更长，他们在做好其他工作的同时还成就了艺术家或作家的事业；而且，当准备着要退休的时候，他们或许还能发现全新的兴趣，创作出新的作品。今天，我们钦佩那些还是孩子时就创办了自己公司的人，我们也羡慕那些十几岁就成为亿万富翁的人。但是漫长的创新生涯对我们今天的这些看法提出了挑战：年轻真的是完成杰出工作所必需的条件吗？从容不迫真的败给了一夜成名吗？大胆无畏的冲劲真的战胜了稳定的经验积累吗？成就伟大真的是一场与年龄的赛跑，年龄大就会被淘汰吗？

兼顾工作和休息的生活同样表明，在需要创造力的行业，时间长并不能保证生产效率高。在工厂或车间，一眼就能看出谁的生产效率最高：一天的工作结束之后，你可以清点他们到底生产了多少件产品。同样，在其他一些行业，也有明确的衡量效率的手段：他们为多少客人提供了服务、服务了多少病人、挣了多少钱、修了多少辆车。但是对我们这些从事团队工作、要完成复杂且无特定目标的项目的人来说，长时间的工作只能体现出我们的存在，证明我们态度严谨。工作时间长并不一定能使我们更高效，只会使我们看起来更高效。用工作时间的长短来判定谁的表现更优秀，即使这种判断方式很糟糕，老板也能一眼看出谁在工作而谁没有。

我住在硅谷，这儿盛行一种说法：成功就是一场和时间的比赛，输了就会被淘汰。到你 30 岁，在你的技能被淘汰、无力连续几周每周工作 100 小时之前，如果你还没有暴富，那么这辈子就别想了。

这种模式对一小部分人来说是极其有效的。但更多选择这种工作方式的人累垮了、倒下了，最终一无所成。但那些学会了如何科学休息的人，却因其事业周期更长而成就更多。他们的事业不是和时间赛跑，因为没有必要。

我还要清楚地申明一点，我说的"工作"，并不是指你朝九晚五都做了些什么，也不是指你为了领薪水而做的工作。有些人很幸运，找到了值得全力投入的工作。我们也可以把在科学休息和创造性生活中得到的经验教训运用到我们的工作中。但我真正感兴趣的是或许被你称为"毕生事业"的东西。这样的工作能让你的生活有意义；让你充分发挥自己的潜能，不断超越自己；当工作进展顺利时，它带给你无与伦比的快乐，当工作不顺心时，它值得你全力以赴，做出牺牲；这样的工作使你心甘情愿让生活以它为中心。我认为我们都有一份这样的工作，完成这种工作的好坏决定了我们生活质量的高低。实际上，休息时间的安排是围绕着工作日和生活进行的。它首先描绘出我们的日常生活：清早起来要做什么、散步怎么安排、什么时候该小睡一会儿，然后再延伸到以周（比如锻炼和深度休息的安排）、月、年（比如假期和休假的安排）为周期进行安排。

我不想否认工作在生活中的重要作用。我们住在哪儿、是否要孩子、什么时候要孩子、是否要养宠物、是否要养花、朋友圈有多大、是否要经常参加朋友圈的活动，这一切都受到工作影响。在学习如何更好地休息的时候，我们面临的挑战不是要逃避工作，而是如何在工作和休息之间找到平衡。

我并不打算把本书变成一本提高工作效率的指南，我也不提倡要把休息变成一种提高效率或者市场价值的手段。"休息"并没有一种大家都应该遵循的模式。我认为我们工作的方式绝非唯一，也就没有提出唯一的方法。工作的节奏、工作的要求截然不同，人类的大脑、创造力包罗万象，生活方式迥异，这些都让我无法提出简单的建议。还有，我认为每个人都能出色地完成自己的工作，我们都有能力找到能赋予我们生活意义的那份工作，值得为了这样的工作亲力亲为、做出牺牲；我同样也认为我们都知道那是怎样的工作，也知道为了把工作做好要如何休息。再者，我认为科学休息的原则适用于任何工作、任何领域，不管你是专业人士、工厂里的工人、警察，抑或是为人父母。工作和休息就像是硬币的两面，通过更好地休息你会受益匪浅，在你的生活中为休息留下一席之地，你就更有机会过上一种你想要的生活。如果能认识到这些，你就能更出色地干好工作，当然，还有你毕生的事业。

正确理解休息

只有到了近代，"努力工作"才让人感到骄傲，而非耻辱。

——纳西姆·尼古拉斯·塔勒布

在 1897 年出版的《致青年学者》一书中，西班牙神经学家圣地亚哥·拉蒙－卡哈尔警告踌躇满志的青年科学家，在他们的科学发现之旅上有两大障碍。第一，科学源源不断地为工业和政治提供动力；通过学术期刊、学术会议和报纸，科学界的交流变得更顺畅，加上其自身的发展，使得科学发展更迅猛，竞争也更加激烈。科学家已无法做到长期只关注一个课题，或者在书房中静思，并坚信他们的静思不会被竞争对手打乱。科学家只有疲于奔命，才能在竞争中保持领先。拉蒙－卡哈尔警告说："科学研究现在已变得浮躁。"也就是说，耗时更长、思考更深入、意义更深远的科学研究往往败给了快餐式、肤浅的科学。很多情况都是如此。

第二，大多数科学家认为，时间才是出色完成工作的保证，并且过多地参与学术讲座、发表学术文章和专著会使我们深邃的思想不再敏锐。他们之所以愿意接受一个节奏更快的科学界，原因在于他们认为这有助于提高自身的科研水平。但是，拉蒙－卡哈尔认为，这种工作方式只能让我们提出一些肤浅的、易于回答的问题，而不能提出一些深奥的、根本性的问题。这造就了一种假象和错觉，认为其研究深刻且高效多产，然而他们并没有做出重大的科学发现。拉蒙－卡哈尔指出，选择了高效多产就意味着断绝了完成杰出工作的可能。

尽管《致青年学者》一书出版于 1897 年，但至今仍值得一读。拉蒙－卡哈尔作为现代神经学的奠基人之一，为证明神经系统是由大量细胞组成的做出了贡献，他还提出了神经元染色技术，这使得对神经元、轴突、树突（沿树突神经，信号得以在神经元之间传递）和星形胶质细胞（起到滋养神经元的作用）的研究成为可能（神经元、轴突、树突这些术语都创造于 1889—1896 年，出生于 1852 年的拉蒙－卡哈尔当时正是一名青年研究者）。拉蒙－卡哈尔绘图天赋极高，由他绘制的大脑图现在仍然在教学中使用。在拉蒙－卡哈尔 50 年的学术生涯中，他发表和出版了大约 300 篇文章和专著，涉及神经科学、公共卫生和科幻小说。当一个具有拉蒙－卡哈尔那样成就的人给我们提建议，我们就得洗耳恭听。

拉蒙－卡哈尔对于研究者们面临的挑战进行的分析现在看来仍很适时。人们抱怨，现代生活剥夺了休息的机会。拉蒙－卡哈尔认为，

科学休息——迅速恢复精力的高效休息法

科学家被迫用研究成果的数量来换取研究成果的质量，过度工作已成常态，科学的快节奏使我们不能全身心地投入研究，也无法进行严肃的思考。但是，即便过了一个世纪，这些做法仍不断地出现在每一个学术会堂。拉蒙－卡哈尔指出，使我们对肤浅趋之若鹜的因素有很多，既有外在的、体制方面的因素，也有内在的、文化方面的因素。这种认识现在仍然有助于我们理解为什么要极力地了解休息的价值，并在我们的生活中为其留下一席之地。

有一种观点把工作和休息对立起来，当作竞争对手来看待。这种观点现在看起来好像完全合乎逻辑，但这个看起来合乎逻辑的观点实际上只是历史的遗留问题。在 18 世纪之前，工作和休息之间的界限并非如此分明。工作场所和家庭空间往往交织在一起：在工业化前，技艺精湛的工人就把店开在自己家里，冬天的时候小农场主就把家畜赶到自家的房子里，学者和教师就在自己家授课，学徒也和师父住在一起。工作时间更加灵活，而且正如劳动历史学家 E. P. 汤姆森所说的那样，"都是任务型的工作"，许多工人之所以要长时间工作，仅仅是为了满足基本需求。

19 世纪的工业革命完全颠覆了这种秩序。工厂和办公室逐渐被看作"真正"工作的地方。相反，家则演变成了生活的空间。在家里，人们可以放松身心，缓解工作的疲乏（当然，只要在家不干家务，男人们就认为家是个享清闲的地方；对于女人而言，则是另外一番景象）。劳工运动主张缩短工时，带薪休假，这更进一步导致（尽管并非有意）人们认为工作和休息是相对立的，是可以讨价还价的，是可以赢得或失去的。

19世纪中叶，服务业、各专门行业以及官僚机构都借鉴了工业化下的劳动模式，包括其背后关于工作和休息的理念。现代办公室被概念化，被看作一台运转的机器，组织脑力劳动并提高其效率，它还借鉴了工厂的工时制度。但是，因为很难衡量创造性工作和知识性工作的生产效率和质量，这种模式并不适合创造性行业。在工厂，在田间地头，当一天结束的时候，你可以看到这些有形产品；在有些行业，这些"产品"是无形的，有的项目或许要几年时间才能完成，要每天评价你或你的下属的业绩就越发困难。

但如今，特别是在一些开放式的办公室，我们可以发现谁看起来忙碌，谁看起来全身心投入工作，谁看起来对工作充满热情。因此，服务行业人员和专业人士的报酬不仅要依据他们是否在工作，还要看他们是否"表现出"忙于工作。长久以来都是如此，但由于全天候全年无休的全球性公司不断增加，以及移动数字设备的激增，使得随时随地工作成为可能，工作如影随形，老板们也可以追踪你上下班的一举一动，因此，表现你忙于工作的机会也就大大增加了。除非你停下工作，关闭移动数码设备，然后下线，否则，这些移动数码设备就可以让我们洞察一切。此时，弹性工时制往往瓦解，变成每时每刻都在工作，把你要完成的工作变得支离破碎，无时无刻不像洪水一样侵蚀你的生活。在现代办公室，整个世界就是一个舞台，镜头无处不在，表演从不停歇。

新闻报道不断刷新着一个老生常谈的问题，一些顾问和助理律师设定电子邮件在半夜发出，还有一些工人则以疲惫不堪为傲。1899年，威廉·詹姆斯曾指出，很多美国人被一个"卑鄙的骗局"蒙蔽，过度工作，过度劳累，"我们经常把自己累垮了，而且越来越严重"。新加坡《海峡时报》上一位匿名作家在1913年就注意到"当今社会的发展趋势是朝着精神过度工作和脑力过度工作的方向发展"。两年后，博泰·查尔斯·福布斯指出，现代的实业家"比他手下任何一个工人都要辛苦"，银行家"早早地来到办公室，在这个令人神经崩溃的行业，他干的工作比其他行业三个人干的工作还要多，而且更费脑子"。他说，这些人让美国成为世人向往之地，但他们却"因过度工作而自我戕害"。

从20世纪70年代开始，一系列因素使过度工作变得更普遍。在西方经济体中，服务业爆发式增长，制造业的就业率不断下降。工会地位下降，劳动者权益的保障也被削弱，这使得雇主们强烈要求延长工时；同时，全球的竞争、工作不稳定性的加剧、工资不涨（加上热门城市房价的高涨）都迫使工人为了保住饭碗而更加努力地工作。当前，在公司重建和"业务流程重组"中，公司不断裁员，迫使那些没有被裁掉的工人必须承担更大的工作量。不重要的工作都被外包给自由职业者和承包商，他们也在竭力地适应这个不稳定的、大起大落的世界。2008年开始的经济衰退和随后的经济复苏强化了这一模式，在此模式下，公司不是通过招募新工人而是通过加大现有员工的工作量来寻求增长。一些行业投身于这场快节奏、赢家通吃的竞赛：当科技公司上市、对冲基金投资取得成功或者歌曲走红，这一小部分人就有可能赚得盆满钵满；而且因为没有人知道风向什么时候会变、科技什么时候会被淘汰或者泡沫什么时候会破灭，所以，现在孤注一掷的豪赌行为就合情合理了。

因此，很多人工作的时间更长了。尽管上几代经济学家都预期，随着生产率的提高，我们的工作时间会普遍下降，但是20世纪70年代，生产率的提高却没有导致工作时间的持续下降。在20世纪80年代的美国，特别是在一些领取固定工资的工人，诸如医生、律师、银行家和大学教师这样的专业人士中，工作时间开始攀升；相比之下，在对技术要求不高、按小时付酬的行业中，工作时间（还有全职工作的数量和工资水平）却开始下降。从那之后，这种分化蔓延到全世界：现在，在西欧、澳大利亚和韩国，有钱的、受过良好教育的人也同样更有可能过度工作，而更多的穷人却长期不能充分就业，竭力想要找到稳定的工作（美国人晚上和周末都得工作的可能性更大，这进一步吞噬了他们的休息时间）。

我们花在办公室的时间并没有增加；非正式的工作耗费了我们更多的时间。根据2015年美国劳工统计局的报告，育有小孩的父母在每个工作日平均要耗费7个小时的时间照料孩子。[1]上几代人给孩子更多独立和自由活动的空间，但是今天，抚育孩子变得更耗时、更费力。这就是尽管我们发明了洗碗机、洗衣机和其他家用电器，但是在过去的100年间我们花在家务上的时间却几乎没有减少的原因。

我们花在通勤上的时间也更多了，而且需要长途通勤的人所占的比例也在攀升。根据2015年的一份研究，在英国，大约300万人，或者说整个劳动力的 10%，在 2014 年每天花在通勤上的时间超过两小时，这个数字从 2004 年以来已上涨超过 70%。在美国，1982 年人们平均每天花 21 分钟通勤，到 2014 年之前，这个数字已上升至 26 分钟，而且还有 17% 的人通勤时间长达 45 分钟，甚至更长（上下班期间堵车的时间也在攀升，从 1982 年的全年 16 小时攀升到 2014 年的 42 小时）。

我们或许认为，是自动化、全球化、工会地位的下降以及赢者通吃型经济的发展导致了过度工作和休息的边缘化。思想史早就对此做了研究。德国天主教神学家、哲学人类学教授尤瑟夫·皮柏在其于第二次世界大战刚结束后出版的一本书中对闲暇在现代社会的作用做了简单思考。这本书叫《休闲：文化的基础》，该书回顾了西方思想史中关于知识是如何产生的观点，反思了现代工业的兴起和官僚制度是如何改变我们对智力活动的看法的。实际上，如皮柏指出，像"创造知识""智力活动"这样的表达是现代才有的：这样的表达假定思想就像是生产出来的产品，美国前劳工部长罗伯特·莱许称之为符号分析师的知识工作者，就是工厂里的工人。这样的想法，如果是在过去，肯定会被认为是非常荒谬的。在古代和中世纪的欧洲，哲学家们认为纯粹理性的推演不足以让人认识世界。知识（以及通过知识的积累而形成的文化）需要把逻辑分析方法和推理分析方法（理性），以及沉思和态度（智性）结合起来。随后，智性被闲暇激发。皮柏说，闲暇不是由于"有空"而产生，而是因为"一种无为的态度和内心的平静"。哲学家思考能力的核心就在于"沉思"，唯有真理才能唤醒它，同时也为智性的形成提供了空间。闲暇，就像是《休闲：文化的基础》一书中所说的那样，是文化的基础。

皮柏说，现代思想家和现代工业粉碎了这个充满活力的设想。伊曼努尔·康德认为，只有积极的脑力付出才能成为知识的坚实基础，正如他在 1796 年所说的那样，"通过努力才能获得理性"，没有经过正规教育而获得的、没有理性基础的知识都值得怀疑。皮柏写道，在 18 世纪，认知仅仅"热衷于对'理性'进行推理分析"，"智性"和闲暇被完全抛弃。

知识不仅仅是努力的产物。创造知识的努力程度变成了衡量知识的重要性和深度的标准。一些很难掌握的学科，比如物理和数学，逐渐被认为比一些更轻松的（或更简单的）学科更深奥，比如植物学或博物学，因为它们更接近于绝对真理和终极真理的范畴。正如康德所说的那样，只有通过"艰苦卓绝"而获得的哲学才有价值。通过沉思（或神的启示或直觉）所产生的一切东西，从其定义上来说，不会给人留下深刻印象，也不值得信赖。

工业的崛起、科技的进步、现代官僚主义政权的兴起、现代办公室的出现、劳工运动的蓬勃发展以及市场的胜利，完成了知识从闲暇的产物到被生产的产品的转变。哲学家、作家和科学家全部变成"脑力劳动者"，他们的产品受到国家的控制，要用市场来判断其价值。有些人对其予以回击。19 世纪就有浪漫主义天才作家宣布，他只为自己和自己的灵感而创作，拒绝迎合市场的需求。同样，人文学科被重新塑造成永恒的知识宝库，有一本精选集涵盖了从西方文明开始以来的经典作品。但这些只是一场更大战役中的小冲突而已。到20世纪中叶，皮柏不禁哀叹，从思想家到脑力劳动者的转变已经完成："智力活动的整个领域已经被现代社会对工作的憧憬击垮，任由集权主义摆布。"同时，留给静思和闲暇的空间被以"有计划的劳动"和"劳动总量"的名义剥夺。

哲学家的这些理由或许听起来很神秘，但是他们认为，知识是被创造出来的，而不是被发现或被揭示的，投入到某种思想上的时间的多少决定了它的重要性，思想的创造是有组织的、体制化的，这些都影响着我们现在对工作的看法。当我们把工作狂当成英雄时，就在传递一种信念：伟大思想的源泉是劳动而不是静思；个人和公司的成功就是衡量你付出的大量时间是否有价值的标准。我们想当然地认为，伟大公司的缔造者都是些痴迷于工作的狂人，他们激励其他人不断追求突破，努力在竞争中保持领先。在当今的世界中，我们都被激励要成为企业家，像史蒂夫·乔布斯和埃隆·马斯克这样的人变成了我们应该用来衡量自己的标准。并不是只有这些高管才是工作狂：很多多面手，比如詹姆斯·弗兰科[2]、德瑞博士、麦当娜、坎耶·维斯特和格温·史蒂芬妮这样的人，他们的事业融合了演员、音乐家、企业家、时装设计师和作家多个领域（挣更多钱的人也更有可能把自己称为工作狂）。

现代观点认为，知识就是产品，就是劳动。这样的观点也被运用到开放式办公室的设计中，这些设计的目的就是提倡团队合作，或是希望在精心摆放的饮水机前，能时不时碰撞出交流的火花。这些设计都认为，新点子会随机地出现在人身上，来自相互碰撞的思想，来自灵感的迸发和不期而遇的邂逅，而不是来自静思或沉思。

圣地亚哥·拉蒙 - 卡哈尔说，有一种观点认为科学研究是高强度、长时间、全身心投入并付出努力的结果，正如尤瑟夫·皮柏所说的那样，是一种"脑力劳动"，这种看法导致青年研究者在一些不重要的、肤浅的问题上浪费精力。然而，拉蒙 - 卡哈尔提出了解决方法：大脑的极化或持久地集中精神，即一种要完成伟大的科学研究所必需的思想高度集中的状态。

这种状态的核心是"在几个月甚至是几年中稳定、持续地将我们所有的才智引向唯一一个研究对象"。拉蒙 - 卡哈尔警告说，有聪明才智还不够，"无数的天才，由于缺乏这种能力，最终一无所成"。正如天文学家要花数小时来曝光底片，才能"揭示那些距离遥远，即使最强大的望远镜，也无法让我们肉眼看到的恒星"，同样，要让智慧在最复杂的问题的一片黑暗中感知到一丝光亮，付出大量的时间和集中全部的精神必不可少。重大的发现都需要脑力高度集中，从而把实验室进行的观察和"沉睡在潜意识里的想法"之间的关系上升至意识的层面。

持久地集中精神的状态可以提升判断力和分析能力，激发想象力，而且通过将所有的理性之光都照到一个问题上，还可以让那些先前没想到的、不易察觉的关联浮出水面。拉蒙 - 卡哈尔警告说，要达到这种状态，需要"苛刻的节制和克己"。人们必须要避免分神，比如来自"恶毒的流言"和媒体报道的干扰，"社交活动浪费的时间或由此带来的干扰"，还有一切会使"思想的创造性张力"和"因为对某个研究课题得心应手而获得的精神活力"松懈的东西。但是，这也不是说研究者们时时刻刻都要保持精力集中。他们可以随意地做一些消遣，这些消遣就是"黑暗中的光，可以促使他们想到一些新的点子"。慢慢地散散步，欣赏欣赏艺术作品，听听音乐，都是短暂休息的好方式。如果持续集中精神一段时间后，突破仍然没有到来，"但我们能感觉到快要成功了，那么尝试休息一会儿"。到乡村过上几周"轻松、宁静的日子会给脑子带来平静，使脑子清醒"，"使智力焕然一新"。拉蒙－卡哈尔说，甚至在去往那里的路上也可以激发创造力，"剧烈颠簸和独自坐火车时心灵的孤独"往往"让我们想到一些点子，而且这些点子最后在实验室都得到了证实"。

换句话说，带来成果的并不是不断努力，而是持续的、耐心的、从容的专注度，它使研究者在工作的时候注意力更集中，即使在研究者放松的时候，这种专注度也始终如一。只关注前者（理性）而忽略后者（智性），能让你在短期内更高效，但是从长远来看，这会让你的工作变得更肤浅。

神经科学的创立者已有了重大发现。在拉蒙－卡哈尔的那个时代，没有工具来观察大脑的运转，但如果有这些工具，他就会明白，当我们休息、让思想遨游的时候，我们的大脑和当我们在全神贯注思考问题的时候一样活跃。而且，尽管我们没有意识到这一点，但"休息中"的大脑却在整合记忆，理解过往经历，并且寻找方法解决我们在醒着的时候萦绕在心头的问题。

序

三

休息的科学

最伟大的天才有时候工作少，反而收获更多。

——乔尔乔·瓦萨里

摘自《艺苑名人传》，据称出自列奥纳多·达·芬奇

　　20 世纪 90 年代早期，在密尔沃基的威斯康星医学院，有个叫巴拉特·比斯沃尔的研究生正试图消除功能性磁共振成像扫描中的背景噪声。通过测量大脑不同区域氧气的消耗量，功能性磁共振成像为我们提供了大脑工作时的实时图像。就像通过看谁的办公室的灯还开着就可以知道公司里谁工作到很晚一样，如果大脑的某个区域氧气消耗量高，那就表明这个区域更活跃。当时，功能性磁共振成像是全新的技术，检测的效果非常不明显，科学家们想要弄明白怎样才能过滤掉大脑常规活动背景声中那些微弱的、难以识别的信号，以及怎样把真实的信号和那些随机的波动、噪声区分开来。人们

躺在测量仪器里，什么都不做，机器记录下一个难以去除的低频信号。比斯沃尔是训练有素的电气工程师，但即便是在筛选出那些调控心跳和呼吸等无意识机能的信号之后，他也无法消除这个低频信号。最终，他得出结论，这不是噪声，也不是由这项技术、抽样方法或者信号处理运算造成的。与预期刚好相反，他找到了一个在大脑休息的状态下与之相吻合的大脑活动模式。当他把研究成果发表到本地的文献报告会时，一名资深的同事建议，如同比斯沃尔回忆的那样，"我应该带着我的研究被埋掉，因为这会毁了功能性磁共振成像"。当时每个人都认为，休息状态下的大脑不会做任何值得我们关注的事。

几乎就是比斯沃尔在文献报告会遭到抨击的同时，华盛顿大学医学院教授马库斯·赖希勒正运用正电子发射计算机断层扫描来绘制阅读期间大脑的活动图像。从认知的角度来讲，阅读是一种非常复杂的行为，因为它同时涉及多个不同的技能，比如对字母的识别、对短语的理解、对场景构建心像或者与先前的理解做对比，而且神经科学家们迫切地想弄明白这些相互连接的区域，或称之为"连接体"是如何协同运转的。为了准确地测量大脑活动是如何对外部任务做出反应的，对比基准线同样重要。正如在测量病人活动时的心率和血压之前，医生或许想要知道他们在放松状态下的心率和血压，我们也需要绘制受试者在休息状态下的大脑图像。当受试者没有阅读文本，而是处于任务间隔、看着空白屏幕的时候，赖希勒对他们的大脑进行了扫描。开始查看这些扫描图像的时候，他非常吃惊：他看到受试者的大脑活动并没有平息；相反，另外一个区域被启动。当受试者再次将注意力指向外部任务的时候，那个区域关闭，其他区域开启。[3] 休息状态下的大脑活动并不是杂乱的，也不是随机的，它和人们在阅读时一样是协调有序的。

这些研究让比斯沃尔、赖希勒以及其他神经科学家都坚信休息状态下的大脑并非是不活动的。大脑会自动打开默认网络，也就是一系列相互连接的区域，只要人们停止关注外部任务，它就会被激活，同时认知从外部聚焦变成向内聚焦。科学家们进一步研究后意识到默认网络和休息状态都在为我们做着至关重要的工作。他们发现，在创造力测验中分数高的人和那些分数一般的人的默认网络是不一样的——休息状态下的大脑的一些区域更活跃，一些区域间的连接水平更高，而其他区域的连接则没有那么紧密。而且，在这些人身上，他们全神贯注于工作的时候和他们发呆的时候，某些相同的区域都处于开启状态；甚至是停止思考问题的时候，他们的大脑仍在孜孜不倦地工作，想出点子以备他们重回工作时使用。这个研究颠覆了我们对休息状态下大脑运转的认识。大脑在休息状态下最显著的特点就是：它和工作状态下的大脑一样活跃。即便是在发呆，大脑消耗的能量也只比你解微分方程式的时候少一点点而已。眨眼之间，我们就可以进入休息状态——默认网络在眨眼所需的几分之一秒中就可以开启或关闭。那么，为什么大脑好像还要进入休息状态呢？

科学家们绘制和比较了不同人的大脑图像，发现默认网络的结构有不同的变化形式。有些变化形式和年龄相关——默认网络随着我们

科学休息——迅速恢复精力的高效休息法

从幼儿到青少年再到成年人的转变而变化。有些变化形式和认知上不同的优势相关。从某种程度上来讲，这些或许是与生俱来的，但同样也是训练的产物，就如同游泳运动员、足球运动员和体操运动员，他们的身体优势各不相同。

有些人的大脑在休息的状态下，不同的区域之间表现出更高的通信水平，或者就是神经科学家们所称的大脑休息状态下的功能连接。这些更强的连接预示着更强的认知能力，比如在流体智力测试和语言能力上会取得更好的成绩。这些连接同样和将来的成就、前途相关——大脑休息状态下功能连接的不同模式可以预测受教育水平、收入水平、生活满意度、执行控制以及注意力集中水平。还有一些科学家发现，默认网络的复杂结构会影响我们的自我意识、记忆力、预想未来的能力、共情能力以及道德判断的能力。

在儿童身上，默认网络的发展和心理发展之间的关系尤其显著。南加州大学儿童心理学专家、教育学专家、神经学专家玛丽·海伦·伊莫尔迪诺·扬和她的同事发现，大脑在休息状态下表现出更高连接水平的孩子阅读能力有可能更强，记忆力更好，在智力测试和注意力测试中得分也更高。这与他们的共情能力水平、推测同伴或父母观点的能力是相关的：其他科学家发现，默认网络发展越充分，就越能够形成与他人一样的思维模式。

同样，默认网络受损和认知障碍或精神病也是相关的。默认网络发展不充分或默认网络成熟延迟的儿童更有可能患上精神病。患抑郁症的人的默认网络更活跃，也更难控制。患创伤后应激障碍、强迫症和失忆症的人，他们的大脑中默认网络的构造以及运转模式都和正常人的大脑不一样：在健康的大脑中相互连接的一些子系统在这些人的大脑中处于分离状态，而其他子系统的运转更混乱。在创伤性脑损伤后患上注意力缺陷障碍的人，默认网络中的连接更少。患抑郁症或者精神分裂的病人和患自闭症谱系障碍的人，默认网络更活跃，也更难控制（实际上这种超强连接或许是大脑应对创伤的一种策略）。β 淀粉样蛋白，也就是引发大脑里淀粉样蛋白斑形成和引发阿尔茨海默病的一种蛋白质，好像对默认网络构成了非同寻常的破坏。

换句话说，一系列我们没有意识到的大脑活动（真的没有意识到）和一些直到 20 世纪 90 年代我们才知道存在的大脑活动，原来涉及几乎每一个认知和情感活动。智力？对。道德和情感判断？对。共情？对。理智？对。

被我们称为"休息"的东西给我们带来了很多益处。而且，"休息状态下的"大脑比你想象的要活跃得多，让你的大脑正确"休息"对于大脑的开发、健康和效率都至关重要。

当赖希勒和其他神经科学家运用正电子发射计算机断层扫描技术和功能性磁共振成像技术绘制大脑默认网络的图像，探索这些网络的结构和认知能力，以及情感能力之间的关系的时候，还有一队科学家开始研究一个截然不同但却同样难以捉摸的现象——任务无关思考（task-unrelated thinking），或者被更普遍地称为"走神儿"。任务无关思考只关注自身内在，与外界行为没有联系。无意识地做一些事情，或者做一些只包含肌肉记忆的事情的时候，比如叠衣服、编织或驾车行驶在一段熟悉的路上，你会不自主地走神儿。走神儿的形式可能令人感到很愉悦，比如做白日梦或者回忆过去的美好经历；它也有可能是对一些悲伤的事情耿耿于怀。长久以来，人们习惯上都认为走神儿不好。在日常生活中，术语"心智游移"（mind-wandering）就等同于分神和浪费时间。对于一些人来说，它只会令人难堪：对走神儿印象最深刻的记忆或许就是你盯着窗外的时候老师点到你的名字，或者教练对你大喊"比赛的时候用点儿脑子"。大多数时候，我们都回忆不起来走神儿的时候我们到底在想些什么，这就很难让人们接受有些高效的东西来自走神儿这一说法。

但是有些心理学家认为，走神儿可不仅仅是思想开小差。一方面，正如心理学家乔纳森·斯莫尔伍德所指出的那样，大量复杂的认知活动都是无意识的——没有必要告诉我们要这样做，但我们可以识别人脸、回忆过去、解读感情和记住老歌。斯莫尔伍德说，认知往往"代表人进行自我组织"，不需要我们有意识的指令。而且他还说，思维的"目的好像就是要参与不受环境限制的认知活动"。人们耗费大量时间投入无意识的或向内聚焦的思考：根据一些人的估计，走神儿耗费了我们多达一半的清醒时间。既然我们走神儿的时间那么多，而且又那么自然，那么走神儿应该是有某种益处的。

正如默认网络一样，走神儿也涉及很多重要的思维过程。心理学家、记忆和心智游移专家迈克尔·科尔巴里斯指出，走神儿期间，思维往往在回顾过去、思考未来。我们记得童年的一些故事，会做白日梦，展望如果获得大的升迁后生活会怎么样，我们也会简单想一下晚餐吃什么。这些活动的目的性超出我们的想象。对记忆进行筛选能让我们推测他人对于一些事情的看法，或者让我们思考如果是自己，会用什么样不同的方法来处理。展望未来有助于我们为未来做好准备。而且，我们往往通过对过去进行梳理来为未来做好准备：我们再现过去是为了理解历史，而不是为了保持记忆的准确。

走神儿的时候，思想还会游移到第三个主要的地方：我们需要解决的问题。但是和有意识的、被控制的状态相比，心智游移以一种更放松、更自由的方式解决问题。实际上，在科尔巴里斯看来，"心智游移就是创造力的秘诀所在"。

为了在实验室测量创造力，科学家们经常运用一些简单的方法测量两种不同类型的思维模式——聚合思维和发散思维。聚合思维要求受试者找到截然不同的事物之间的联系；发散思维则要求受试者发现熟悉事物的新用途或新意义。一个经典的聚合思维测试方法就是远距离联想测验（Remote Associates Test，RAT），在这项测试中，你得在三个看似没有关系的词语间找到共同的联系（比如，fly、stool 和 none 这三个词之间有什么共同点？答案是在这些词前面加上一个词 bar 就能创建一个常见的词或短语。playing、credit 和 yellow 之间又有什么联系呢？答案是可以和 card 连用）。聚合思维要求机敏和速度，但被认为不具创造力；它更像是猜谜而不是证明一个定理。与之不同的是，发散思维更具创造力，更具开放性。这个测验通常要求受试者对一个常见的物品提出新颖的使用方法，比如线轴、

科学休息——迅速恢复精力的高效休息法

勺子或者椅子，然后依照其新颖程度、流利程度、灵活程度以及详尽程度来评分。

正如心理学家本杰明·贝尔德和他的同事发现的那样，在集中注意力完成任务期间，稍微走神儿能刺激创造性思维。首先，贝尔德在 145 名学生身上进行了替代用途测验（Alternative Uses Test, AUT）。这是一项发散思维测验，要求受试者对诸如吸管或椅子这样的常见物品提出新的用途。然后他们把学生分成四组，进而要求第一组立即完成另外一项替代用途测验，另外三组则有几分钟时间酝酿思考。就在这期间，一组被要求安静地坐着，一组要完成一个艰巨的任务，还有一组则要完成一个简单的任务。贝尔德把两轮测验的分数进行比较，或许如你所望，被要求立即完成另外一项替代用途测验的小组的分数比第一轮糟糕。被要求完成艰巨任务的那组的分数稍微有所提高，而安静坐着休息的那的分数则稍微下降。出乎意料的胜者是被要求完成简单任务的那组：他们的创造力在第二轮提升了 40%，而且超出其他任何一个人一大截。被要求完成简单的任务并没有破坏他们的创造力；相反，这使得他们有机会稍微走神儿，因此这组受试有时间让潜意识致力于替代用途测验。

阿姆斯特丹大学的雅普·狄克斯特霍伊斯和他的同事所做的一项实验同样发现，短暂走神儿能提升创造力。在实验中，他们给学生四分钟来评估四个不同型号的汽车。任务是要求学生权衡大量不同的汽车特性，然后选出最好的车型。在这四分钟里，一些学生做了一个简单的字谜游戏，他们的选择总是比那些没做字谜游戏的学生要好。

研究者们还发现，少量的背景音也可以提升创造力，而且受试者在一边听音乐一边完成创造力测验的时候表现更好。这就是为什么有些人喜欢在咖啡馆里完成工作：一点儿说话的嘈杂声加上人们的来来往往，给他们提供了一种非常有益的刺激，使思维充分放松，激发联想思维，但又不至于太过放松以至于偏离工作。

很多实验都表明，当人们致力于创造性任务的时候，大脑会利用某些区域，这些区域在默认网络中也是非常重要的。在一个研究中，人们躺在功能性磁共振成像设备中，并被要求基于闪现在屏幕上的一组词语进行富有创造力的故事创作。此时，他们的大脑更依赖在默认网络中非常活跃的两个区域：双侧前额叶内侧回和左前扣带皮质。相比之下，当他们被要求创作枯燥无味的故事的时候，这两个区域则相对平静。在另外一个研究中，三个人躺在功能性磁共振成像设备中的同时，还要完成一个替代用途测验。当人们想出更新颖的答案的时候，在腹侧前扣带回皮质中大脑活跃程度更高，也就是默认网络关闭的时候又一活跃的区域。看起来好像是心智游移通过利用默认网络提升了创造力，[4] 同时也增强了其能力，能到达和连接大脑中的不同区域，它们在有导向认知的时候通常不会协作。

其他研究发现，富有创造力的人的大脑在默认网络内部特定区域之间的连接比普通人要强，或者在默认网络和其他与特定技能相关的区域之间连接水平更高。把中国某大学成就高和成就低的教授进行对比后发现，更优秀的学者的大脑在左侧前额下回区域的灰质容量更大，而且在默认网络内有关创造力的部分连接水平更高。日本东北大学的竹内光致力于对衰老的研究，他和同事发现，默认网络中功能连接的水平和发散思维测验中的成绩是相关的。重庆西南大学的科学家所做的一个研究发现，在托兰斯创造性思维测验中（一个用以测试创造力高低的测验），那些取得更高分数的学生表现出在默认网络内内侧前额皮质和颞中回之间更强的连接。奥地利格拉茨大学的科学家们对在发散思维测验中分数高的人的大脑和分数低的人的大脑进行比较后发现，创造力更强的小组在默认网络和一个被称为前额下回的大脑区域之间的连接水平更高。

杰出的运动员好像能够利用体能储备，而我们这些人做不到，或者说他们更擅长于为疲惫的大脑和肌肉输送氧气；同样，富有创造力的人的默认网络在与身体机能相关的一些区域的连接更强，比如口头表达能力、视觉技能和记忆力，也就是这些连接让他们的大脑在处于休息的状态下可以继续思考问题。

在富有创造力的人的身上，好像默认网络也有一些区域不是那么活跃或者说不是那么紧密地连接在一起。根据创造性思维的一个模式，新思想的产生过程分两步：第一，大脑生成很多想法，然后大脑对这些想法进行评估。对于新颖和原创的想法，大脑就把它们从无意识转到有意识的层面。产生想法和对想法进行评估被认为是在大脑的不同区域完成的，但都属于默认网络的一部分。根据这个理论，我们可以预期，生成功能会更自由地创造想法，而且评价功能不会那么紧密地连接到默认网络。

实际上，以色列海法大学的神经科学家纳马·梅瑟莉斯已发现创造想法的能力高和大脑中想法评估中心活跃度低之间的联系。她让30个人做了托兰斯创造性思维测验，然后再在功能性磁共振成像仪器中做了一个托兰斯创造性思维测验，此时告知他们一些物品的名字和用途，要求他们评估这些用途是不是新创。例如，如果这个物品是"冲浪板"，并且其用途是"野餐的桌板"，大部分人都会认为这是一个新颖的用途。梅瑟莉斯想要观察的是，在对思想进行评估的过程中大脑里到底发生了什么，哪个区域更加活跃或哪个区域不活跃，这种活跃度和托兰斯创造性思维测验成绩的关系是怎么样的。她发现，那些在托兰斯创造性思维测验中分数更高的人表现出在左颞顶部和前额下回区域更低的活跃度，这表明大脑的这些区域和对原创性进行评估的能力相关，而且这些区域，也就是评估功能区域，在富有创造力的人身上活跃度较低。

对"功能反常易化"（Paradoxical functional facilitation）的研究，同样为创造性认知是由两阶段组成的观点提供了佐证。在这些研究中，有的人脑部受过损伤、患过中风或者患过大脑退化疾病，影响了左颞顶部区域，也就是大脑评估中心所在的区域，这些人会突然形成新的创造力或者痴迷于绘画和音乐。有一个案例，非常具有说服力，一名46岁的以色列会计在患上中风后几天就表现出对绘画的浓厚兴趣。他从未学习过艺术，但在医院的时候，他能够素描、画油画；出院回家后一个月，他每天都能创作几幅作品。但是，随着身体的康复和认知能力的恢复，他的艺术能力开始下降；8个月后，当他康复的时候，已不能进行绘画创作。在他患上中风和随后恢复的过程中的一系列功能性磁共振成像扫描展示了在短暂的艺术生涯期间，他的大脑里到底发生了什么：出血性脑卒中使他的左半边大脑充满血液，压制了左颞顶部的评估功能；而当血块消失后，这个区域康复了，大脑的评估功能也得到改善，他的艺术创作能力就衰退了。

这些研究都表明，默认网络为创造力提供了强大的能量源泉，富有创造力的人的默认网络的组织形式和普通人不一样，并且创造力更强的人更能够充分利用这种能量。这并不是说这些研究确切地了解了大脑进行创造性活动的方法。我们现在对大脑运转的了解比以往任何时候都多，但要能够回答一些真正的大问题，比如创造力是如何发挥作用的、如何才能让它更好地发挥作用，我们还有很长的路要走。脑电图近乎让我们可以实时探测脑电波活动，但它的空间分辨率偏低；而且要在正常的大脑活动中、在多达 50~200 个微伏电流中侦测到一些微伏电流的变化，科学家们必须把同样的测验进行成百上千次，才能找出在统计学上有意义的那些变化。正电子发射计算机断层扫描和功能性磁共振成像都要求受试者要安静地躺着一动不动，因此我们不能运用这些技术研究那些画家、工匠或者站着思考的人的大脑。功能性磁共振成像并没有通过监测放电神经元记录大脑活动，它只是通过确定血液流动和氧气消耗量的变化证明大脑的哪个部分较为活跃。科学家们使用的、用以探究大脑活动和认知活动之间关系的数据分析方法仍然非常落后。例如，两名神经学家试图运用这些数据分析方法来剖析一个简单的电脑芯片是如何运转的，他们发现"无法真正地描述在处理器中信息处理的层级关系"；他们非常委婉地说，"依靠当前神经科学领域的研究方法还无法绘制出有意义的大脑模型"。最后，关于用发散思维测验衡量创造力的有效性，心理学家就有不同意见，关于在测验和日常生活中使用"狭义的"创造力解决问题和在艺术创作、科学创新中使用"广义的"创造力是否具有可比性，他们也有不同意见。神经科学并非没有杰出成就，只是我们在承认其成就的时候应该认识到其不足。

对默认网络和心智游移的研究有助于我们理解一个长久以来困扰心理学家的问题。很多关于解决问题或者取得创造性突破的著名故事都是这样开头的：最开始是集中精力一段时间紧张地工作，在此期间，这名科学家、艺术家或者是作家认真钻研各种证据，拼命地学习各种理论，朝着答案孜孜不倦地努力。随后，因为受到挫折，感到疲惫，他停下工作休息，转而关注其他事情。几天或几周后，他的脑子里突然就有了解决方案；当时，他并没有思考这个问题，但是就在一瞬间，答案突然一清二楚地出现在他的脑海中。然后他重新思考相关问题并验证这个想法，发现它是有效的。

这就是英国心理学家格雷厄姆·沃拉斯在他于 1926 年出版的《思维的艺术》一书中描述的一种模式。在研究了很多对创造性突破和灵光乍现的一刻的描述后，沃拉斯得出结论：它们都遵循一个可以分为四个阶段的过程。第一个阶段为准备期，它包含一切现代创造性、高效的工作所必需的、有形的、有意识进行的活动。在准备期，就是形成问题、阅读材料、简要论述、动笔写作、修修补补和思考，运用形式化方法思考细节，并且用自己的方法解决问题。准备期很容易被忽视，但是当你沉浸于某个问题，对其各个方面都熟悉了解，并从不同的角度加以审视的时候，大多数的创造性突破就会出现。正如一个伟大的音乐家不假思索就可以演奏乐器一样，你必须非常熟悉这些观点和论据，你的潜意识才能得心应手。因此，准备期在创造性思维中必不可少。有时候准备期的作用十分重要，但遇到一些大问题，你往往会碰壁。

为了克服心理障碍，无论是要解决难题，还是要涉足脑科学，你都必须进入沃拉斯模式的第二个阶段——酝酿期。如果面对填字游戏或者猜谜语，酝酿期或许只会持续几秒钟或几分钟。但如果面对一些更大的难题，酝酿期可能会延长到几周或几个月。

其实，在此期间的某个时刻，你会感觉答案唾手可得。沃拉斯警告说，此时，不要强迫自己一定要得到答案。这一点很重要，因为此时关注问题"或许会适得其反，会打断或阻碍答案的出现"。相反，你要相信你的潜意识会进入第三个阶段，也就是顿悟期，此时，答案会突然迸发进入你的意识。这些"原来如此"的时刻之所以为人所熟知和难忘，就是因为这些时刻是如此异乎寻常。这些时刻的出现，就正如德国物理学家赫尔曼·冯·亥姆霍兹所说的那样，"非常突然，不费吹灰之力，就像灵感一样说来就来了"。自此，我们进入验证期：将答案放在逻辑基础上补充细节，或是将其纳入一个更大的课题。就像准备期一样，验证期在很大程度上是有意识的、符合规范的。这是一个可以通过训练完成的阶段，并且就像任何工作一样，你可以将其变得更高效。酝酿期和顿悟期则截然不同。

或者你认为它们有相似之处？酝酿和顿悟都具有难以言状、含糊其词的特点，我们可以把它们看作技巧并找到一些方法提高其可靠性吗？当《思维的艺术》出版的时候，心理学家还没有掌握测量大脑活动的工具。当时，德国精神病专家汉斯·贝格尔还在研发脑电图技术，直到1929年他才宣布发明了脑电图技术，并第一次用其测量了脑电波。然而，大脑默认网络的发现和心智游移重要性的发现使我们填补了沃拉斯工作的空白。现在，我们知道，休息状态下的大脑和心智游移时候的大脑都是非常活跃的；在无意识的认知期间调用的大脑区域并非是与生俱来的，也不是一成不变的，而是会随着时间的推移不断进化、发展和加强；随着时间的推移，通过训练、因为创伤或衰老，默认网络的结构和创造性网络连接都会发生变化。而且我们现在开始了解如何利用和提高大脑在休息状态下的能力来帮助我们创造深邃的思想，看到事物间新的关系，取得突破。

我可不是在说用一些促智药进行实验，也不是进行自我脑电波刺激（尽管有很多人鼓吹这两种做法）。不管他们有没有意识到，富有创造力的人总是把酝酿和顿悟都看作某种技能。他们通过确立、改进日常惯例和做法为心智游移留出时间，进而对深邃的思想更加敏感，抓住顿悟的瞬间。他们的一生都在不断地满足好奇心，培养天资，并且正如芬兰神经学家拉格纳·格拉尼特在1972年说的那样，他们坚信会"慢慢地建立自己的生活和创新体系"，从而支撑深邃的思想（尽管格拉尼特曾获得诺贝尔奖，但他却坦承，"我们并不知道大脑是如何"形成无意识的能力的，"我们只是不得不承认大脑就是那样设计的"）。亨利·庞加莱说，顿悟只会在"几天自发的艰苦努力之后才会出现，这几天的艰苦工作看起来绝对是一无所成"，庞加莱非常赞赏这种精心培养的潜意识。他认为，这种潜意识"绝不可能次于"有意识的思考；实际上，它"比意识本身更了解如何揣摩问题的答案，因为潜意识是在有意识的思考栽跟头的地方取得的成功"。

格雷厄姆·沃拉斯确实给那些想要更好地理解酝酿期和顿悟期的人提出了建议。他指出，"就创造性思维一些更复杂难解的形式来看，"关键之处在于酝酿期，"不应该有任何东西妨碍无意识或半意识思维自由工作的进程"。在这些情况下，酝酿期应该让大脑有大量的、真正的休息。如果从这个角度审视几百位富有原创思想的思想家和作家的传记，将会非常有意思。

沃拉斯希望，这样一项艰苦卓绝的工作能让我们更了解休息是如何激发创造力的；它甚至可以激发我们的灵感，"找出一些规律"。下面，我们来仔细地看看富有创造力的生活到底能带给我们什么样的启发和经验教训。

第一部分　重新定义休息

01
每天专注 4 小时

一天四五个小时，这个要求并不高，但要日复一日，
每周如此，每月如此，你就会养成习惯。如果有一分天赋，
那么你可以赚得高额回报。如果有十分天赋，
那么你可以积攒一大笔财富。

——威廉·奥斯勒

如果审视有史以来最富创造力的人的生活，一个问题就摆在了你面前：这些人都是以工作为中心来安排生活的，而不是过一天算一天。

像查尔斯·狄更斯、亨利·庞加莱和英格玛·伯格曼这样的人，尽管他们生活的时代不同，从事的工作也不同，但是他们有一些共同之处：他们对工作充满了激情，有渴求成功的雄心

壮志，有超强的能力集中精神。然而，仔细观察他们的日常生活，你会发现他们一天中仅仅花了几个小时来做我们认为的他们最重要的工作。剩下的时间，他们要么爬山，要么睡觉，要么与朋友散步，要么就那样静静地坐着思考。换句话说，他们的创造力和高效多产并非来自无尽的辛劳。他们卓越的创新成就来自为数不多的每天几个小时的"工作"。

取得如此杰出的成就，他们是怎样做到的呢？如果我们成长在一个认为想要成功就必须一周工作 80 个小时的时代，那么《野草莓》的导演、混沌理论和拓扑理论的奠基人，以及《远大前程》的作者，他们的生活会对我们有所启发吗？

我认为有。如果历史上最伟大的人物并没有投入大量的时间来工作，解开他们的创造力之谜的关键或许不仅在于了解他们如何工作，还在于了解他们如何休息，以及这两者之间的关系。

首先，让我们来看看两位名人的生活。他们在各自的领域都取得了卓越的成就。顺便说一下，他们都住在伦敦东南部的道恩村，是挨着的邻居，也是好朋友。他们的生活从不同的角度给我们提供了一个了解工作、休息和创造力如何相互关联的机会。

想象一下，在乡间一条蜿蜒泥泞的小路上，一个穿着披风的人正安安静静地走在回家的路上。有几天清晨，他低头前行，沉思着什么。还有几天清晨，他走得很慢，时不时停下来听听周围树林里的声音——这是他在巴西的热带雨林所养成的习惯。作为一名博物学家，在英国皇家海军服役的同时，他收集各种动物的信息，研究南美地理和地质，为自己的事业打牢根基。1859 年《物种起源》出版，他的事业也达到巅峰。那时，查尔斯·达尔文年事已高，已经从收集标本转向创建理论。他安静地走在路上，说明他正全神贯注地思考，需要安静。实际上，他的儿子弗朗西斯说过，达尔文走路可以悄无声息，以至于有一次"一只雌狐就在几英尺 ① 开外跟幼崽玩耍都没有察觉到有人"，而且在清晨他总能碰到那些夜间捕猎归来的狐狸。

但如果这些狐狸穿过马路的时候碰见的是达尔文的邻居约翰·卢伯克爵士，它们就得四散逃命了。带上几只猎犬、骑马驰骋乡间，卢伯克是这样开始他一天的生活的。小说《傲慢与偏见》里有个班内特先生：一位体面、正派的绅士，彬彬有礼，做事谨慎，家境殷实，他喜欢与家人为伴、与书为友。如果说达尔文和班内特先生有几分相像，那么卢伯克则有点像小说中的宾格利先生：性格外向、热情，腰缠万贯，轻松游走于社交

---

① 1 英尺 = 30.48 厘米。

和生活中。达尔文年迈时，疾病缠身；而卢伯克，据某个拜访他的人说，甚至在他六十多岁的时候，仍然"像伊顿公学的六年级男生一样，表现出他们身上所独有的娴雅举止"。尽管两人工作和个性各不相同，但他们都热爱科学。

早晨散完步、吃罢早饭，8 点前达尔文就来到书房，不间断地工作一个半小时。早上 9 点半，达尔文会阅读早上送来的信件，然后写回信。道恩村离伦敦很远，远到让一些普通的访客望而却步；但又很近，近到早上寄出的信件在几个小时内就能送到城里的记者和同事手中。10 点半，达尔文回到更严肃的工作中，有时候来到鸟舍，有时候来到花房，或者其他做实验的地方。中午，他自豪地宣布："今天的工作完成得不错。"然后来到"沙之小路"散散步，走上好远一段。达尔文在买下唐恩宅邸后不久就铺设了这条小路（这条小路延伸穿过卢伯克家族租给达尔文的那块地）。一个小时或一个多小时之后，达尔文返回。吃过午饭，他继续写回信。下午 3 点，达尔文停下手头的工作小睡一会儿。一个小时后他醒来，又到沙之小路散步，之后回到书房，直到下午 5 点半和妻子爱玛以及家人一起吃晚饭。遵循这样一个时间安排，达尔文创作了 19 本著作，[5] 其中还包括一些专业书籍，涉及攀缘植物、甲壳类动物和其他一些学科；还有极富争议的著作《人类的由来》和《物种起源》。《物种起源》或许是科学发展史上最著名的一本书，即便到现在仍然影响着我们对自然、对人类自身的思考。

仔细查看他的日程安排，人们不禁注意到他的生活看似自相矛盾。达尔文的生活以科学为中心。从上大学开始，达尔文就致力于科学材料的收集和探索，最终创设理论。为了有更大的"空间"养家，他和妻子爱玛从伦敦搬到乡村，同样也是为了有更大的"空间"来做科学研究——"空间"在此可不仅仅是字面意义。唐恩宅邸给了达尔文更大的空间来修建实验室和花房，而且乡村也给了他工作所必需的平和、宁静。但与此同时，在我们看来，达尔文的时间安排好像也不是很忙。我们归类于"工作"的时间只有三段，每段时长只有90分钟。如果达尔文是当今某个大学的教授，那他肯定得不到终身教授职位。如果他在某家公司上班，那一周内他肯定就被炒鱿鱼了。

这并非是达尔文对时间不在意或缺乏雄心壮志。实际上，达尔文时间观念非常强，尽管他生活富裕，但他认为不应该浪费任何东西。他乘小猎犬号周游世界的时候，在写给姐姐苏珊·伊丽莎白的信中说："如果一个人敢于浪费一个小时，那他就还没有发现人生的价值。"在要不要结婚这个问题上，达尔文犹豫不决，其中一个担忧就是"怕时间会被浪费——晚上没法读书了"，而且他在日志中记录了被慢性病夺去的时间。达尔文在自传中坦承，他对科学的"纯粹的热爱"很大程度上是想要获得同行博物学家的认可。他对工作富有激情、充满干劲儿，以至于因为担心自己的观点及其所产生的争议带来的影响而陷入深深的焦虑。

约翰·卢伯克的知名度远远赶不上达尔文。他于 1913 年去世，但被誉为"英格兰最杰出的科学爱好者之一，同期最多产、最成功的作家之一，最虔诚的社会改良者之一，国会近代发展史上最成功的立法者之一"。卢伯克的科学兴趣涵盖了古生物学、动物心理学以及昆虫学。正是他发明了蚂蚁农场（the ant farm），但他最不朽的成就是在考古学领域。他的著作使得"旧石器时代"和"新石器时代"这样的术语为大众所熟知。到现在考古学家们还在使用这些术语。他买下了伦敦西南部的古代人类定居点——埃夫伯里，挽救了这里的石碑免于被开发商破坏。现在，埃夫伯里能和巨石阵相媲美，深受欢迎，极具考古价值。因为对埃夫伯里的保护，1900 年卢伯克被授予埃夫伯里爵士头衔。

卢伯克的成就可不仅限于科学领域。他从父亲那儿继承了一家生意兴隆的银行，并在维多利亚时代晚期将其发展成金融巨头。他为英国银行系统的现代化做出了贡献。卢伯克在英国议会任职几十年，被誉为成功的、受人尊敬的议员。描写他的传记多达 29 本，其中很多都是畅销书，还被翻译成多种语言。即便是与同年代成就卓越的人相比，卢伯克的成就也是辉煌无比。1881 年达尔文曾问他："你是怎样挤出时间从事科学研究、写作、从政以及经营企业的？对我来说，这简直就是一个谜。"

我们或许不禁将卢伯克与当代冲锋陷阵的领袖人物等同起来——有点像蒸汽朋克风格的钢铁侠。然而让人意想不到的是，他作为政治家的名望却有赖于他提倡休息。英国的银行假日，这个一年四次每个公民都享有的全国性节假日，就是卢伯克首创的。1871 年刚开始施行时，他声名大震。人们如此热爱这些节假日，而且这些节假日和卢伯克有着如此紧密的联系，大众媒体就把这些节假日命名为"圣卢伯克节"。几十年来他一直捍卫提早休业草案，这项草案将年龄在 18 岁以下的人的工作时间限制在每周不超过 74 小时。这项草案最终在 1903 年 4 月获得立法通过，这离他开始致力于这项事业已经过去 30 年，因此这项法案又被称为"埃夫伯里法案"。

卢伯克高调提倡休息，可不是在民众面前作秀。身为工商业巨头和银行家，他可不是精于算计的民粹主义者。他很同情工人的困苦，但是有一点也无可辩驳，他是贵族。上小学的时候，卢伯克的玩伴就是那些未来的公爵、伯爵。一本传记中提到，卢伯克把这所小学叫作"青年上议院"，就连上伊顿公学几乎都成了社会地位的一种倒退。在高榆（High Elms）他家里的座上宾、广泛交游时陪同的可都是总统、首相、皇室贵族、优秀的科学家和艺术家。

卢伯克身体力行，践行自己的主张。在议会开会期间，因为辩论和投票可能会拖到半夜，所以很难安排自己的时间，但是在高榆的时候，他早上6点半就起床，祷告过后，骑马、吃早饭，8点半开始投入工作。卢伯克把一天划分成多个时长为半小时的时间段，这是他从父亲那里学到的一个方法。践行多年之后，跟同事或客户探讨"复杂的金融问题"或"生物学上比如孤雌生殖这样的问题"，卢伯克都能切换得游刃有余。下午，他会多花几个小时待在户外。他热衷于板球运动，是一个"敏捷的、下手投球的左撇子投球手"，他还经常请一些职业球手到高榆来指导自己。卢伯克的几个弟弟踢足球，其中两个还进入了1872年的第一届英格兰足总杯决赛。他还喜欢一种他在伊顿学会的、类似于手球的运动。卢伯克在晚年迷上了高尔夫，为此还把在高榆的板球场改成了九洞高尔夫球场。

因此，尽管达尔文和卢伯克个性截然不同，成就也各有千秋，但是他们的生活和工作方式都在当今与我们渐行渐远。他们的生活充实、愉悦，工作繁重，但是他们都能留出时间，停下工作休息。

这种做法看起来有点自相矛盾，或只是我们大多数人都无法企及的一种平衡。但实际情况并非如此。我们可以看到，达尔文和卢伯克以及其他很多富有创造力和高效的人物，不会因为闲暇就不能取得伟大的成就，而是因为有了闲暇才取得了这些成就。即便在当今，全天都必须保持在线，我们也可以学会如何将工作和休息协调起来，使我们更精明、更富有创造力、更幸福。

达尔文并非唯一一个终生奉献于科学却又看起来工作时间很短的科学家。[6] 在其他很多人的事业上我们也能发现类似的模式。出于以下原因，值得我们从科学家的生活开始探讨。

首先，科学竞争激烈，需要你全身心投入。科学家的成就，比如发表了多少文章、出版了多少著作、赢得了多少奖项、成果被引用了多少次，都被清晰记录在册，很容易加以衡量和比较。因此，相较于那些商业领袖或知名人物，科学家留给我们的遗产更容易确定。与此同时，科学研究的领域各不相同，这就在工作习惯和个性方面给我们带来了有益于研究的多样性。

其次，大多数科学家不会成为大量的虚构故事的主角。这种故弄玄虚往往充斥在商业领袖和政治家的周围，要么对他们大肆夸奖，要么使他们看起来高深莫测。对科学家进行研究，或许我们要区分谣言和真相，但很少会遇到因公关公司积极介入而带来的影响和倾向性的报道。

最后，工作和休息如何影响思维、如何激发灵感，很多科学家对此也兴趣盎然。比如法国数学家亨利·庞加莱，他声名显赫、成就卓越，可以和达尔文相提并论。庞加莱所著的30本书和500篇论文涵盖了数论、拓扑、天文学和天体力学、理论物理学和应用物理学以及哲学。美国数学家埃里克·坦普尔·贝尔称他是"最后的全才"。庞加莱还致力于时区的标准化，监督法国北部的铁路开发（他学的专业是采矿工程），担任法国矿业集团总监，还兼任索邦大学的教授。

庞加莱并不仅仅在同行中久负盛名：1895年，在法国精神病专家爱德华·图卢兹的一项关于天才心理学的研究中，庞加莱和小说家埃米尔·左拉、雕塑家奥古斯特·罗丹、朱尔斯·达鲁以及作曲家卡米尔·圣－桑，都成了该研究的研究对象。图卢兹发现，庞加莱的作息非常有规律。早上10点到中午之前和下午5点到7点之间是他思考数学问题最认真的时候。这位19世纪最顶尖的数学天才思考问题的时间，一天大约4小时就够了。

其他著名数学家同样如此。G. H. 哈代是20世纪前半叶英国杰出的数学家之一。他的一天是从一顿悠闲的早餐和仔细阅读

科学休息——迅速恢复精力的高效休息法

板球比赛分数开始的，之后从 9 点到下午 1 点，他会全身心投入数学研究。午饭过后，他会出门走走，打打网球。他告诉他的朋友、牛津大学的同行、教授 C. P. 斯诺："创新，对于数学家来说，一天干 4 个小时就已经是极限了。"哈代的长期合作伙伴约翰·恩瑟·李特尔伍德认为，认真工作所需要的"全神贯注"状态意味着一名数学家一天可以工作"4 小时，或者算上中间每小时的休息（或许是散散步），最多 5 小时"。众所周知，李特尔伍德星期天不工作，他说这样可以确保他星期一再回到工作中的时候有些新的想法。即便是在 20 世纪早期，这种做法也是很罕见的。李特尔伍德后来回忆说，"我们那代人主要在晚上工作，凌晨 1 点睡觉都算早的了。人们有一种可怕的想法，认为一天工作 8 小时对于一名数学家来说应该是最低限度"。匈牙利裔美国数学家保罗·哈尔莫斯同样坦承，"我的脑子好像只够每天完成三四个小时'真正的'工作"，但这些时间已足够让他在好多个专业领域里做出重要贡献。

20 世纪 50 年代早期一项对科学家的职业生涯进行的调查也得出相似的结论。美国伊利诺伊理工大学的心理学教授雷蒙德·范·泽尔斯特和威拉德·科尔研究了同事的工作习惯和工作时间安排，然后绘制出他们在办公室的工作时长和他们发表文章数量的对比图。

你或许会认为结果可能是条直线：科学家们工作的时间越长，发表的文章就会越多。但事实并非如此。数据呈现出 M 形的曲线。这条曲线一开始急速上升，在每周工作时间介于 10 到 20 小时之间的时候达到峰值。然后曲线掉头向下。每周花 25 小时在办公室的科学家效率并不比只花 5 小时的科学家高。一周工作 35 小时的科学家发表的论文数量，只有一周工作 20 小时的同事的一半。

自此开始，曲线又开始上升，但上升幅度更为平缓。那些努力工作、一周花 50 小时在实验室的科学家，摆脱了那些一周工作 35 小时的科学家的谷底——他们的效率和那些一周只在实验室工作 5 小时的同事差不多。泽尔斯特和科尔猜测，50 小时的工作所形成的效率小高峰集中于"物理学研究，这些研究需要不断地使用庞大的仪器设备"，因此，每天工作的 10 小时中，大部分都花在看管设备上，偶尔用于测量工作。

自此，曲线一路掉头向下：一周工作超过 60 小时的科学家效率最低。

泽尔斯特和科尔还询问了同事们一个问题，"工作日时，通常在家还要工作几小时才有助于提高工作效率"。他们同样也绘制出了时长和发表文章数量的对比图。这次，他们没有看到 M 形曲线，而是一条单一曲线，在每天三到三个半小时处达到峰值。遗憾的是，泽尔斯特和科尔没有提到在办公室和在家里工作的时间总和。他们暗指，"有可能"最高效多产的研究者"是在家或其他某个地方完成了很多富有创造性的工作"，而不是在学校。如果你认为，在这个研究中，在办公室工作和在家工作都最高效多产的是同一类人，那么这类人一周工作的时间就是25小时到38小时。如果一周工作6天，算下来，就是大约一天平均工作4到6小时。

在很多作家的生活中，我们也可以看到类似的趋同现象：每天工作的时间就是四五小时。德国作家、诺贝尔文学奖得主托马斯·曼在1910年之前就习惯于这样的时间安排，当时他35岁，出版了广受赞誉的小说《布登勃洛克一家》。托马斯在早上9点就把自己关在办公室并严格指示不要打扰他，以创作小说开始一天的工作。他说，吃过午饭后，"下午的时间用来阅读、回复堆积如山的信件和散步。"一个小时的午睡和下午茶过后，托马斯会再花一两个小时来写些轻松的短篇小说，或者编辑校对。

同样，19世纪英国伟大的小说家安东尼·特罗洛普也有着严格的写作时间安排。1859年到1871年，他生活在沃尔瑟姆，在对这段生活的描述中，他阐述了他成熟的工作模式。早上5点，仆人端来咖啡。他首先批阅头天写完的稿子，然后在5点半的时候，把手表放在桌上，开始写作，直到起身，在 8 点之前赶到邮局上班。他以一小时 1 000 字的写作速度完成一周平均40 页的工作量。就是这样的创作方式，到 1882 年他 67 岁过世，特罗洛普出版了 47 部小说，但他却几乎从未认为这有什么值得骄傲的。为了养家，他的母亲在五十多岁才开始创作，出版了超过 100 本书。他写道，"所有搞文学创作的人都会认同我的观点——每天三小时就足够完成一个人应该创作的东西了"。

特罗洛普稳定的工作时间可以和同期的查尔斯·狄更斯相提并论。狄更斯的儿子说，父亲年轻时经常熬夜，后来养成习惯，就像"城里职员"一样"有条不紊、井井有条"[7]地安排时间。从早上 9 点开始，狄更斯就把自己关在书房，除了午饭的时候休息一下，一直待到下午 2 点。狄更斯的大部分小说都连载在杂志上，他创作的进度不比插画师和印刷厂快多少。尽管如此，他每天也只工作 5 小时。

这种自律看起来好像反映出的是维多利亚时代的严谨，但20 世纪很多高产的作家也都是这样搞创作的。像特罗洛普一样，埃及小说家纳吉布·马哈富兹作为一名政府公职人员，就在傍晚搞创作：下午 4 点到晚上 7 点。2013 年诺贝尔文学奖获得者、加拿大作家艾丽丝·门罗创作的时间是早上 8 点到 11 点。澳大利亚小说家彼得·凯里说，"我觉得一天工作三小时刚刚好"。就是靠着这样安排创作时间，他写出了13本小说，其中两本获得了布克奖。《大河恋》的作者诺曼·麦克林每天早上9点到中午期间写作。瑞典导演英格玛·伯格曼以及冰岛小说家、诺贝尔奖获得者哈尔多·拉克斯内斯也是如此。W.萨默塞特·毛姆每天工作到下午1点就结束，"仅仅4小时"，"但也绝不会少于4小时"。加夫列尔·加西亚·马尔克斯每天也就花5小时写作。欧内斯特·海明威早上6点开始工作，正午前收工。除非截稿日期快到了，索尔·贝娄才会吃过早饭就"躲到"书房，一直写到吃午饭，然后检查一下一天的成果。爱尔兰小说家艾德娜·奥布莱恩在早上创作，"大约下午一两点的样子就停笔，下午剩下的时间都用来处理一些琐事"。约翰·勒卡雷前三本小说的创作是在每天一个半小时的通勤途中完成的，偶尔利用一下午餐的间隙或者晚上一阵子的奋笔疾书，使他平均每天的工作时间也能达到四五个小时。帕特里克·奥布赖恩早饭过后就"投入创作、推敲琢磨直到午饭时间"，下午休息，利用下午茶和晚饭之间的时间把一天的工作再检查一遍。科幻小说家J.G.巴拉德说起自己的日程安排，就是"临近中午的两小时，中午过后再两小时，然后到河边散散步，想想第二天的安排"。芝加哥剧作家劳拉·薛哈德给作家们提出建议，"一天花三四个小时，一周四五天，把自己关在房间里，打开电脑，创作人物，构思剧情"。《电影剧本写作基础》于 1979 年出版，被奉为好莱坞编剧宝典。该书作者电影编剧悉德·菲尔德以及因电影《唐人街》而获得奥斯卡奖的罗伯特·唐尼一天的工作时间也是 4 小时。《呆伯特》系列漫画的作者斯科特·亚当斯一天就工作 4 小时来创作连环漫画和其他作品。如他所说，"我的工作价值体现在某一天我想到的最棒的构思上，而不是我工作时间的长短"。斯蒂芬·金说，一天花四到六小时来阅读和写作简直"要人命"。行为科学高级研究中心坐落于斯坦福大学背后的山上，1954 年揭幕，访问学者心目中理想的一天是这样的：早上 8 点半到中午，像僧侣一样孤独地工作，全力以赴工作一个半小时，休息 15 分钟，再鼓足干劲儿工作一个半小时，再休息 15 分钟，然后吃午饭，下午则散散步、聊聊天。性格再暴烈的艺术家也会融入这种 4 小时的工作模式。阿瑟·库斯勒因酗酒和风流好色而臭名昭著，然而他却习惯于每天早上伏案写作 4 小时，偶尔下午再写上几小时。20 世纪 20 年代，库斯勒在巴基斯坦的生活非常艰辛，但他养成了这种自律习惯。据他的妻子达芙妮后来回忆，即便是在 1940 年春，他们生活在被纳粹占领的法国，为了要赶在被纳粹发现之前赶紧完成《中午的黑暗》，他也会"满腔怒火地"工作到午饭时间，然后返回公寓再写上几个小时。

全身心认真工作 4 小时，中间偶尔休息一下，这种工作模式不仅仅属于科学家、作家，或者那些已功成名就的人士，抑或那些能自己掌控时间安排的人。在一些将来有望在自己的领域出类拔萃的学生身上也可以看到这一点。年轻的托马斯·杰斐逊还在学习法律的时候就能够在阅读、出庭、协助老师乔治·威思处理案子之间游刃有余。之前，杰斐逊一直遵循繁重的学习作息：天刚亮就开始读书，一直读到晚上。但他发现，"在一天中不同的时刻，大脑的活力截然不同"。作为学习法律的学生，他在早上留出 4 小时精读法律课本，比如利特尔顿的《英国法》和科克的《英国法原理》。午饭过后，他开始钻研政治学。如果天气允许，下午的时候，他还会跑步两英里^①或者骑一会儿马。威廉·奥斯勒担任约翰斯·霍普金斯大学医学院教授时创立了住院医师制度，他建议学生"每天学习四五个小时"就够了，但这几个小时要"专心致志，只关注手里的课题"。

19 世纪和 20 世纪早期，严谨的牛津大学和剑桥大学的学生在举办读书会时也同样遵循这种每天学习 4 小时的作息安排。这些大学历史悠久，一学年有好几个长假，正如一个学生写道，在春季，刻苦钻研的学生通常邀上朋友或者请上私人教师，"放弃大部分的长假，投入勤奋的、井然有序的学习"。尽管英格

---

① 1 英里 ≈ 1.6 千米。

兰和苏格兰有些地方风景更秀丽，深受欢迎，但是这些学生却选择黑林山的阿尔卑斯小旅店和小屋作为读书会的举办地。剑桥大学教授卡尔·布勒尔回忆说，一安顿下来，学生"就只早上学习，偶尔晚上学一下，整个下午的时间都在一片轻松惬意中远足或者做其他锻炼"。即便是那些读书不知疲倦的学生也认为，远离大学里的干扰，他们只需要认真努力一早上就可以"读完在牛津需要半学期才能读完的东西"。

20世纪80年代，卡尔·安德斯·埃里克森、拉尔夫·克拉姆普和克莱门斯·特兹·罗美尔对在柏林一家音乐学院学习小提琴的学生进行了研究。他们也发现了相似的学习模式。到底是什么造就了优秀学生和普通学生之间的差异呢？这个问题引起了埃里克森、克拉姆普和罗美尔的巨大兴趣。在对这些音乐专业的学生和老师进行访谈，以及对学生的作息时间记录跟踪之后，他们找到了一些能够让学生脱颖而出的特质。

首先，优秀的学生的练习时间并不比那些普通的学生长，但是他们的练习更有目的性。埃里克森解释说，在刻意练习期间，你的"思想要高度集中到一个有针对性的动作上，以此来提高成绩"。这可不是简单地重复、胡乱抛球或者弹奏音阶。刻意练习要集中注意力、精心安排，而且要有明确的目标和准确的反馈；它要求你高度关注你的动作，并留意怎样才能提高。有了明确的方向能通向成功，他们就会投身刻意练习。这样的学生对于如何界定卓越与优秀、成功与失败能达成共识。努力刻意练习使他们能在最短的时间里获得最好的成绩或是找到最佳的答案。

其次，你要有理由让自己日复一日地坚持。刻意练习并没有多少乐趣，效果也不会立竿见影。这意味着天没亮你就要去泳池练习游泳，把原本和朋友出门闲逛的时间用来练习高尔夫球挥杆或者步态，抑或在一间没有窗户的房间练习钢琴指法和气息，花上几个小时来完善只有少数人才会注意到的细节。刻意练习本身没什么乐趣，也不会立刻产生乐趣，所以你需要坚信这些漫长的时间终究会有回报。你不仅是在提升事业前景，也是在精心刻画你的职业形象和自我形象。你这么做不仅仅是为了获取丰厚的收入，更在于它让你对自己和自己的未来有了清醒的认识。

刻意练习的理念和埃里克森等人对世界级的演奏家花在练习上的时间的研究引起了很多人的关注。该研究为马尔科姆·格拉德威尔的观点奠定了基础——在《异类》一书中有详尽阐述。格拉德威尔认为，在任何领域要成为世界级的人物，一万小时以上的练习必不可少。像国际象棋传奇人物鲍比·费舍尔、微软创始人比尔·盖茨以及披头士乐队，他们在出名之前都至少经历了一万小时的勤学苦练。对教练、音乐老师和望子成龙的父母来讲，这个时数铺就了一条通往美国职业橄榄球大联盟、茱莉亚音乐学院，或者麻省理工学院的金光大道——在孩子还很小的时候就让他们紧锣密鼓地学习，丝毫不敢懈怠。在这样一种将压力和过劳视为美德而不是恶行的文化中，一万小时真不算少。

但是在埃里克森及其同事的研究中，他们还发现了一个其他所有人都忽略了的问题。他们留意到，"刻意练习需要极大的努力付出，但一天中能保持练习的时间却很有限"。练习太少，你不可能成为世界级人物。但如果练习太多，你会身体受伤、脑子枯本竭源或劳累过度，崩溃的可能性也大大增加。要想取得成功，学生必须"避免极度疲劳"，并且"将练习的量控制在能让他们用一天或一周的时间从中恢复的基础上"。

那些被认为优秀的学生是如何充分利用有限的练习时间的呢？他们练习的节奏遵循一个独特的模式。他们每周花在练习室或运动场的时间更多，但不是通过延长每次练习的时间。相反，他们的练习频度更高，每次时间更短，一次 80 到 90 分钟，而且两次练习之间还有半小时的休息。

把这几次练习时间加起来，结果是多少？一天大约 4 小时。这和达尔文每天艰苦钻研的时间几乎相同，和杰斐逊每天研究法律的时间几乎相同，和哈代、李特尔伍德每天从事数学研究的时间几乎相同，和狄更斯、库斯勒每天写作的时间也几乎相同。世界最顶尖学校的学生，他们再雄心勃勃，将来从事的行业竞争再白热化，他们一天也仅仅能有 4 小时做到真正全神贯注、认真努力。

埃里克森总结说，每日练习时间上限的确定"并不是说我们有多少时间可以利用，而是我们有多少精力和脑力可以用于全力以赴的练习"。并不是每天练习 4 小时，一天就结束；剩下的时间，学生们还要忙于上课、排练、完成家庭作业和其他事情。学生接受访谈时说："刻意练习时必须全神贯注，这种能力是有限的，这就限制了练习的时间。"这就是格拉德威尔用十年才提出一万小时理论的原因：如果你每天只能维持 4 小时用于全神贯注的练习，那么算下来一周就是 20 小时（假设周末休息），或者说一年一千小时（假设有为期两周的休假）。

并非只有音乐家的生活才体现了刻意练习的重要性。雷·布拉德伯里在 1932 年才真正开始写作，一天写一千字。他回忆说："十年来，我每周至少写一部短篇小说。"但是这些小说绝不是一气呵成的。1942 年，他才最终写成了《湖》。几年过后他仍能记起那个时刻。"十年来做什么都不对，突然就在那天，就在那个创造性时刻，一切都变了——创作灵感、故事场景、小说人物都对了。我拿上我的打字机在户外草坪上创作。完成小说的时候，我后颈窝的汗毛都立起来了，不禁热泪盈眶。我知道，我已经完成了我人生中第一部真正的好作品。"

除了勤加练习，埃里克森和他的同事们在柏林音乐学院还发现了另一件能区分优秀学生和好学生的事情，一件一直以来几乎被我们完全忽视的事：如何休息。

实际上，顶尖音乐家每天的睡眠时间比那些普通的音乐家多大约一小时。他们不熬夜。他们多出来的睡眠时间来自白天午睡。当然人与人之间不尽相同，但是优秀的学生通常都遵循一种相同的模式：早上练习最刻苦、时间也最长，下午小睡一会儿，在傍晚或晚上的时候再次练习。

研究者们还要求学生估算每天他们用于练习、学习的时间，然后让他们写一周的日志。研究者们比较访谈结果和日志的时候，发现这些数据中有一个很有意思的反常现象。

成绩普通的小提琴学生倾向于低估他们花在休闲活动上的时间：他们估计一周大约 15 小时花在休闲活动上，但实际上他们花的时间几乎翻了一倍。相反，最优秀的小提琴学生却能"相当准确地估算花在休闲活动上的时间"。他们一周大约花 25小时。最顶尖的演奏家把更多的精力用在了对时间的规划上，他们思考如何利用时间以及对时间利用的结果做出评估。

换句话说，最优秀的学生把刻意练习中的一些习惯也运用到了他们的休息中去，即内观（mindfulness），这是一种观察自我表现的能力，是一种时间意识：时间是宝贵的，需要合理利用。

大约一百年前，音乐心理学家卡尔·爱弥尔·西肖尔就曾建议学生，"要想高效学习，精通如何休息和精通如何学习同等重要"。他说，要把休息和强化练习结合起来：用较短的时间、在你精力最旺盛的时候练习，而不要三心二意地整天都练习，"这样不仅能节省学习时间，还能养成把控形势的个性"。柏林音乐学院的优秀音乐家们也注意到了这一点。同那些不那么有雄心壮志的朋友相比，优秀的音乐家花在休闲活动上的时间要少。但他们更了解自己的休闲时间，这表明他们也很在意他们的时间都是怎样利用的。他们投入练习的时间更长，练习也更刻苦，而且为了保持作息的安排，他们更有效地利用休闲时间。

优秀的音乐家们正在探索刻意休息的巨大价值。他们很早就知道休息是很重要的，而且某些形式的休息会让我们的潜意识持续工作，此时会涌现出一些最富创造性的成果，他们也知道我们能学会更好地休息。在音乐学院，刻意休息和刻意练习总是如影随形。不管在工作室、实验室，还是在出版社，都是如此。正如狄更斯、庞加莱和达尔文所发现的那样，两者缺一不可。同等重要的两方面一结合就形成了创意人生。

尽管针对柏林音乐学院的这项研究引起了人们的关注，但对于这些优秀学生的睡眠模式以及他们对休息的重视却只字未提，也没有提到他们如何把刻意休息逐渐发展成为高要求的刻意练习所必需的一种补充。在《异类》一书中，马尔科姆·格拉德威尔关注的是这些杰出的演奏家练习的时间长短，但并未提及这些学生的睡眠时间（平均来看）比那些成绩不是那么优秀的同伴要多出一小时，也未提及他们白天午睡，休息时间也更长。

这并不是说格拉德威尔没有理解埃里克森的研究，他只是忽视了那个部分。很多人和格拉德威尔一样，只是匆匆阅读了关于睡眠和休闲的探讨，只谈论一万小时理论。

这表明科学家、学者，当然还有我们大部分人有一个相同的盲点：我们都倾向于关注如何集中注意力工作，认为伟大的创意来自生活小妙招、古怪的习惯，或是阿德拉①、麦角酸二乙胺②。研究者们研究世界一流水准的表现时只关注学生在体育馆、田径场或训练室所付出的努力。大家都关注的是那些最显眼的、可测量的工作，并试图使这些工作更加富有成效。他们

---

① Adderall，一种精神兴奋性药物。——译者注
② LSD，一种半人工致幻剂。——译者注

并不问是否还有其他方法来提升我们的表现，改善我们的生活。

　　这就是为什么我们逐渐相信世界级的表现来自一万小时的练习。这种理解是错误的，这些世界级的表现不仅来自一万小时的刻意练习，还有一万两千五百小时的刻意休息，以及三万小时的睡眠。

02
早晨的日常工作惯例

制定时间表，划分时间段，然后有条不紊地做完一件事，再做下一件事。
如果这样按部就班，我们就会吃惊：一天能完成这么多工作！
三心二意或是匆忙赶工的人，最后都几乎一无所成。
"一次只做一件事"，这样一天下来效果要比一次做两三件事要好。
由此，我们一天完成的工作会比其他人一周完成的工作还要多。

——托马斯·米切尔
摘自《生活随笔》

每天早上 5 点，斯科特·亚当斯就起来了，他下楼来到厨房，喝一杯咖啡，吃一根高蛋白营养棒，然后就去书房。5 点 10 分前，他就已经坐在椅子上开始了一天中第一件工作：画一集新的《呆伯特》连环画。这个系列的连环画，他一画将近 30 年。《呆伯特》开始见诸报端的时候，亚当斯还是太平洋贝尔的一名工程师；那个时候，他得早上 4 点起床创作（他曾经解释说，"那就是我很少画背景的原因，我是真的没时间"）。1995年，《呆伯特》取得成功，这让他成为一名全职的喜剧漫画艺术家，同时也开始了"呆伯特帝国"的扩张：1996年，他出版了第一部纪实类商务著作《工作的乐趣》。但是他仍然保持着早晨工作的惯例，上午的几个小时仍然是他工作效率最高的时间。

当亚当斯越来越沉醉于工作的时候，他注意到，"在创造性思维模式中，时间过得也不一样了。我一天中的头4小时就像是几分钟一样飞逝"。又是4小时！此时，4小时过去，如果一切进展顺利，他已经画完几篇连环漫画，发布了博客，更新了推特，还处理了一些信件和文书工作。一小时过后，"创造力开始枯竭"。午饭之前是锻炼时间。到那个时候，"我的大脑几乎不再运转，干些体力活就再适合不过了，比如把一些笨重的物件归置回原位"。

亚当斯以职场的荒诞事和那些我们在搞创作时遇到的种种障碍为素材创作喜剧漫画闻名。所以也就不奇怪他制定的早晨工作的日常惯例就是要避免那些有碍于创作的东西。当整个世界都还沉醉在梦乡的时候，他可以完成工作。这种惯例是经过深思熟虑后制定的，并一直坚持下来。咖啡加蛋白营养棒一起吃？他说："这两个一起吃，味道真是太妙了。"这让他接下来工作的时候不会因为肚子饿而分神，能够让他"头脑保持清醒、高效"。这个习惯从未变化过。"整个早上，我的身体运转自如……大脑得以解放出来进行创作。"他刻意地排除外在的纷扰。"我之所以早上工作，是因为只有外面的世界安静下来，我的思维才会自由翱翔。"像其他很多作家一样，亚当斯一直保持着这个习惯。他说，因为创造力"并非是你招之即来、挥之即去的东西，你能做到的，最多也就是设置一张精美的捕网，然后等待。我的早晨时间就是这张捕网"。

每个早晨也并非一成不变。当《呆伯特》首次崭露头角，亚当斯接受采访的时候，就曾谈到他的工作方式。几乎在 20 年之后，也就是 2014 年，他写了一篇长文，谈到他是如何"精心安排"早晨的日常工作的。经过这么多年，一些细节发生了改变，但是核心仍然没变。起初，亚当斯在早晨创作的习惯是生活所迫，既不愿舍弃稳定的工作，又要创作《呆伯特》。但是多年后，这已变成能够让他灵感闪现的一种方法。就是靠这样的工作方式，他把《呆伯特》打造成了一个媒体帝国：这个连载漫画在 65 个国家的 2 000 种报纸上出版（被译成 25 种语言），而且被改编成 5 本长篇漫画册、9 本纪实作品、一档短期电视节目以及一个电影项目。

亚当斯的时间安排体现出富有创造力的人、认识到刻意休息的强大影响力的人工作时的两个特征：他们都在早上工作，都遵循一个精心设计的习惯。有些作家、艺术家和科学家则开夜车，指望最后期限能让他们集中注意力，或者在动笔之前灵感闪现。他们都知道，灵感是无法预知的，创新必然是件棘手的麻烦事；也知道出色地完成工作要求人们做出牺牲，承受压力。不同的是，很多创作生涯更长、更高效的人则是采用了一种截然不同的方法和态度。他们很早就起床工作，有时甚至天还没亮，他们算得上是夜猫子，而不是早起的鸟。他们趁着自己的创造力可能是在巅峰的状态下，首先专注于最富挑战性的工作。他们相信灵感会来，但不会傻等；相反，他们发现工作为灵感的出现创造了条件。他们还发现，休息能提升创造力，而不会抑制创造力；休息可以让工作更高效，而不是降低工作效率。养成并保持早晨工作的习惯，为白天的休息留出了空间，使休息变得更有价值。

在前文中，我就说过，上天并没有给我们时间休息，我们需要自己去争取。早晨早早地开始工作就为白天的休息留出了时间。这就让我们有权利休息。这也能在工作期间激发你的创造力，即使在你关注其他事情的时候，它也能让你的潜意识继续工作。

亚当斯要确保"一天中的第一股原创力"投入漫画创作。这种井然有序、有板有眼的态度听起来好像并不等于创造力，但是它很常见。

对企业领导者和从事金融行业的人来说，早上很早就投入工作是日常生活中再平常不过的事情。有些人甚至一起床就投入工作。对于那些掌管跨国公司或供职于国际金融市场的经理人来说，他们必须早起，因为国际市场的运转不分昼夜。苹果公司 CEO 蒂姆·库克一天中发送的第一封电子邮件是在美国加州时间凌晨 4 点半，5 点的时候他就已经开始健身了。比尔·格罗斯掌管太平洋投资管理公司时，他的起床时间是美国西部标准时间凌晨 4 点半（此时正值伦敦市场午间休市，而法兰克福刚刚到下午）。根据石英财经网于 2014 年所做的一项调查，44% 的经理人早上第一件事就是查看新闻（当然现在主要是通过智能手机读新闻）。对于其他一些经理人来讲，早起可以让他们有时间锻炼。瑞典通信公司爱立信的 CEO 卫翰思会早起到户外跑步或在健身房进行锻炼。推特和美国 Square 移动支付公司 CEO 杰克·多西早晨 5 点半起床，冥想、跑步。到这个时间点，星巴克的霍华德·舒尔茨已经起床一小时并且完成了自行车骑行。施乐 CEO 兼总裁乌尔苏拉·伯恩斯在 6 点前起床，她一周要和私人教练进行两次健身。旗下拥有希尔顿和威斯汀的喜达屋酒店与度假村国际集团前 CEO 陈盛福早上 6 点起床跑步，相对于前面这些人来讲已经算晚的了，但他要跑 10 英里，这弥补了时间上的"晚起"。

对于创作的人来讲情况又不同，他们习惯早起并立即投入工作。建筑师弗兰克·劳埃德·赖特凌晨4点起床，工作三小时，然后再睡个回笼觉。约翰·勒卡雷在全职从事写作后，会在凌晨4点半到5点之间创作。随便再举两个例子。欧内斯特·海明威、约翰·契弗也是天刚亮就开始创作。安东尼·特罗洛普一年多付5英镑给仆人，让他早起煮咖啡并在凌晨5点的时候叫醒他，这样的话，他可以写上三小时，然后再去邮局上班。特罗洛普后来说，"我取得的成功，仆人的功劳比其他任何人都要大"。玛雅·安吉罗会"租下一间酒店房间，一租就是好几个月，6点从家出发，尽量6点半前投入工作"，然后一直写作到中午吃饭。保罗·塞尚每天早上6点到10点半画画，傍晚的时候继续。作家们发现，早上精力充沛，好处来之不易。加夫列尔·加西亚·马尔克斯刚开始写小说的时候，曾试图全天写作，但是他很快就发现，"我每天下午写的东西到了第二天早上又得重写"。他在早上全身心地投入创作，成就了巨著《百年孤独》。

尽管科学家们的时间安排有可能更多地受限于上课的时间和日程表安排，但他们通常也早起。数学家、理论物理学家阿诺德·索末菲曾培养了20世纪不少伟大的物理学家，他曾指出，严谨的科学研究需要在早上早早开始。后来的诺贝尔奖得主沃纳·海森堡回忆说，在他师从索末菲的时候，沃尔夫冈·泡利（后来也获得了诺贝尔奖）在临近中午的时候才姗姗来到实验室。索末菲告诉他："你这样可不行。晚上工作没什么效果，最好的时间是早上。明天早上 8 点你就得到研究所。"应激学说之父汉斯·塞里著述颇丰，发表文章 1 500 篇之多，他的严谨思考和学术撰写工作大部分都是在早上完成的。塞里学医的时候就养成了早上 6 点起床的习惯；到蒙特利尔大学做教授之后，他也会在早上 6 点半前到达国际压力研究所，实验室要到 8 点半才开，在这之前的两小时，他可以好好地思考。

对很多人来讲，这样做不是为了很快清醒然后投入工作，而是为了更轻松地完成从睡眼惺忪到头脑清醒的转变。塞里在起床前会给自己半小时"让自我意识和无意识的自我进行对话"。爱尔兰作家埃得娜·奥布莱恩说，感觉自己早上"更接近于无意识状态，也就是灵感的源泉"。几年前，我也发现了这一点。上学的时候，我总是熬夜，但是我工作，有了孩子后，深夜写作时只能强打精神。因此，我试着在天亮前起床，在家里其他人都还没有起床之前写作。我非常吃惊：我不仅写作的时间更多了，词语也变得信手拈来——我不会受到干扰，精力更充沛，也更清醒。几周之后，我发现如果前一晚我把咖啡机设定好，然后列出第二天早上要完成的写作提纲，甚至是把衣服先摆好，把要播放的音乐顺序都排好，我也能像亚当斯一样，让身体自动运行，更加集中注意力于写作。

很多作家都认为，他们在早上的时候更具创造力，这与马里奥·巴尔加斯·略萨的想法不谋而合，他说"早上的几个小时是一天中创造力最旺盛的时刻"。实际上，科学家们早就证明了他们的直觉是对的。科学家们发现，特别是像我这样的夜猫子，在清晨工作更有助于激发创造力。

多年以来，心理学家们都对被他们称为抑制作用的东西有浓厚的兴趣：这是一种抑制与工作无关的思维的能力。这种抑制作用对于保持精力集中非常重要，特别是做一些本身就比较枯燥乏味的工作时。你不想要一个管控能力很差的空中交通管制员吧。程度较低的抑制作用能提升创造力（回想一下纳马·梅瑟莉斯的研究，还有功能反常易化的例子）。当人感到非常警觉、活跃的时候，他的抑制水平处于峰值；当人无精打采、需要小睡一会儿的时候，抑制水平处于谷底。这表明，人或许在每天昼夜节律的低点时创造力更高（昼夜节律是指生命活动以 24 小时为周期的循环变化，它支配着我们的精力、激素以及其他身体机能）。心理学家麦雷克·维斯和罗斯·扎克斯着手测试了昼夜节律和疲劳是否会影响我们解决问题的能力、理解力和想象力。他们用三个顿悟问题和三个分析题设计了测试题，然后把 428 名本科生随机分成两组。一组在早上进行该项测试，另外一组则是在傍晚进行。完成测试后，受试者填写了一份关于睡眠习惯和其他一些能揭示其睡眠类型偏好的问卷调查，也就是确认他们是属于早起鸟类型还是夜猫子类型。

对结果进行分析后，维斯和扎克斯发现，在测试中分析题部分的成绩并不会因为昼夜节律或睡眠类型的不同而有所不同：学生在接近昼夜节律最佳峰值时和非最佳时期都成绩良好。另外，"顿悟问题的解决则是在一天中非最佳时期成绩更好"：关于顿悟问题的解决，早起鸟在傍晚时候，也就是在昼夜节律低谷时成绩更高，而夜猫子在早晨能更好地完成顿悟问题，此时，他们的昼夜节律处于低谷。

如果在昼夜节律峰值之外的时间工作，就存在一个潜在的问题：你更容易分神。然而，亚利桑那大学的心理学家辛西娅·梅发现，在恰当的情况下，这种影响可能对你有利。梅感兴趣的是人们解决问题的能力、是否容易分神以及昼夜节律三者之间的关系。梅让受试者坐到电脑屏幕前，然后对他们进行远距离联想测验——电脑屏幕上出现三个词语，持续 30 秒，然后要求他们想出与这三个词语相关的第四个词语。在屏幕上偶尔会出现一个干扰词语，尽管受试者都能看到这个词语，但被告知不要管它，而只关注要测试的词语。但实际上，这些干扰词语有的是误导性的，有的却是有用的（比如，如果这三个词语是 helium、trial 和 weather，那么正确答案可以是 balloon。一个误导性的干扰词语可能是 chemistry，而一个有用的干扰词语或许是 floating）。梅提出假说，当人们处于昼夜节律峰值的时候，他们就更容易排除干扰词语，仅关注测试词语。但是，在非峰值时期，受试者更容易受到干扰词语的影响：看到一个误导性的干扰词语，他们给出的正确答案就更少；而看到一个有用的干扰词语，他们给出的正确答案就越多。

梅在另外两组人身上进行了测试，一组是十几到二十岁的大学生，还有一组是六七十岁的退休人员。她发现，在非峰值时期，干扰词语对测试成绩的影响非常大——但是，对两组受试者来讲，有用的干扰词语的影响比误导性等词语的影响更大。换句话说，"当干扰词语和任务目标有关的时候，人们实际上受益于抑制效率（inhibitory efficiency）"。

梅总结说，这项实验要运用到实际生活中还有很长的路要走，但是实验结果表明，确实在一些情况下，"如果抑制作用受损，人们能从中受益"。一些早起进行创造性工作的人就充分利用了这种益处。清晨，汉斯·塞里早早来到办公室，此时的办公室就充斥着大量的"有用的"干扰，比如期刊上的文章、书籍和笔记，从而让他与那些"误导性"的干扰隔绝开来，比如学生和行政职责。作家和作曲家在清晨的时候把自己关在书房，这就类似于构建了一个充满有用干扰的环境。此时，他们的创造力思维更有可能对这些干扰做出反应，更能够将其加以运用，形成新的联想和顿悟。

即便你不是一个通过在昼夜节律低谷时工作来达到创造力峰值的夜猫子，早起投入工作也有很多实用的益处。在外界可能妨碍你之前，你就完成了创作。诺贝尔奖得主、作家艾萨克·巴什维斯·辛格很惋惜地说，白天"我总是被人打搅"，为了不受干扰，他的方法就是在清晨写作。对于托妮·莫里森来说，"必须在天亮之前写作"：20世纪70年代创作《最蓝的眼睛》《苏拉》和《所罗门之歌》的时候，她一边要养育两个孩子，一边还要从事编辑的工作，因此天亮之前的时间就成了其唯一不受干扰进行创作的时间。她说，后来在创作《宠儿》的时候，"我选择早起，因为我意识到，在早上的时候，我头脑更清醒，更自信，也更聪明"。

早起投入工作也可以腾出时间休息，这样你就可以明确区分工作时间和休息时间。剑桥大学数学家约翰·李特尔伍德建议，人们"应该要么全力以赴地工作，要么就好好充分地休息"。有些人脑子里总是装着工作，如果能明确区分工作和休息，他们就可以两头受益。李特尔伍德说："你疲惫不堪，心里又想着工作，但又没有正经去做，这样挥霍掉一天轻而易举。这就是一种纯粹的浪费，你什么工作都没做，而且还没有得到休息或放松。"实际上，几乎每一个高效的作家和科学家都同意这一点。早早起床投入工作让我们能好好享受休息，而不用有一丝的愧疚不安。你早早起床投入工作，休息也就理所当然了。

那些发现刻意休息的益处、富有创造力的人，不仅仅只是每天花上几小时集中精力工作，或者选择在早上全神贯注地工作，他们每日在同一时间段投入工作。每天如此，往往一周7天都如此。斯蒂芬·金举了个例子来说明日常惯例对于创作的重要意义。他写的几十本书可不是几天时间拼一把就完成的。金工作井然有序，在《论写作》中他解释说："一天投入四到六小时，天天如此。"在他看来，写作"和其他工作并无不同，比如铺设管道或者开长途货车"。就好像有规律的就寝时间会有助于你的睡眠一样，每日有规律的时间安排——"每天几乎在同一时间投入工作，当你在稿纸上或电脑上完成几千字的时候，就应该抽身离开，停止工作，就是要让自己习惯这样的时间安排，让自己在要睡觉的时候做好准备进入梦乡"。

对金和其他多产的作家来说，这种日常惯例并不会妨碍创造力，反而为创造力提供了支撑。《这孩子的生活》和《法老军团》的作者托拜厄斯·沃尔夫说:"对作家来说,日常惯例是无价之宝。"威廉·奥斯勒给学生建议,"一天四五个小时的学习,这个要求并不高,但要日复一日,周周如此,月月如此"。随心所欲的几小时,或者突然心血来潮地学上一会儿都会徒劳无功,必须把精力集中和日常惯例合二为一(他实际也是这么做的。他的一个同窗回忆说,奥斯勒的习惯"非常有规律、有条理,简直难以用语言形容")。

有人认为,作家就得等着灵感闪现,并且天赋也变幻莫测。但安东尼·特罗洛普不赞同这种说法。他建议作家们要"避免狂热的、仓促的写作,而是要像律师的书记员一样,每天都端坐于书桌前"。特罗洛普坚持每天写日记,记录每本书每天的写作计划,并且每天记录到底完成了多少字的创作,"这样做的目的是,如果有时一两天陷入懈怠,这些懈怠的记录就摆在那里,直面着我,要求我付出更多努力"。正如威廉·詹姆斯在《休息的原则》一文中提到的那样,稳定的情绪状态不会使人困倦,它比激情的大爆发更高效,因此特罗洛普建议,"每天少量的任务,如果每天坚持,日积月累也能完成看似不可能的工作"。雷蒙德·钱德勒的"硬汉派"侦探小说对现代推理小说产生了深远影响。他说:"如果你专职创作,那就应该留出一些时间,比如一天至少4小时,用于创作。"他又补充说,在这几个小时里,你不一定要动笔写，但你不能做其他事情。

但是，如果你没有灵感，那该怎么办呢？英格玛·伯格曼说，那就有必要"每天在固定的时间老老实实地坐下来，不管你有没有兴致"。柴可夫斯基认为，有自尊的艺术家绝不该以没有兴致为借口而什么都不做。乔伊斯·卡罗尔·欧茨也持同样的看法。她说，"个人不必在乎所谓'兴致'"，不管怎么样都要动笔写，"写着写着你的兴致就来了"。有人认为，"靠想象力工作的人可以等待，一直等到灵感来打动他"。特罗洛普对这种观点嗤之以鼻。对特罗洛普而言，"一个鞋匠也要等着灵感的闪现，再没有比这更荒谬的了"。

为什么一定要动笔并且坚持写呢？原因就在于，并非是创造力在推动工作，而是工作激发了创造力。日常惯例为灵感的出现做好了准备。斯蒂芬·金认为灵感的确非常重要，但是灵感并不是虚无缥缈的。它"不会轻盈地降临到你的工作室，把仙子的创意魔法粉撒向你的打字机"。灵感是个"住在地下室的家伙"，当"你做的尽是些枯燥乏味的工作的时候"，它"坐在那儿，抽着烟，欣赏着它的保龄球奖杯"。它很固执，难以取悦。但是创造力的世界就等着这个家伙，而且它也深知这点。为什么呢？因为"那个叼着烟、长着小翅膀的家伙有一个魔法袋"，而且大家都知道"袋子里的东西能改变你的人生"。但是想得到袋子里的东西，你就得付出。好好努力，"确保灵感知道每天早上9点到中午或7点到下午3点你都取得了什么进展"，这样，"那个家伙早晚会出现，嘴里叼着烟，为你创造奇迹"。

我们可能认为日常惯例和创新格格不入：按照日常惯例做事情几乎不需要什么思考，不需要创造性的理解，也没有灵活变化的余地。实际上，德国社会学家桑德拉·奥利、萨宾·桑妮塔格和弗朗齐斯卡·普朗特科都认为，日常惯例能促进创造力的提升。他们对德国一家高科技企业的300名员工进行了调查，研究他们每日工作中有多少工作属于日常惯例、有多少时候必须用到创造力、有多大主动性尝试新想法。这家公司内部有一个项目会征求员工的意见，以此提高产量、推动创新产品等。研究者查看了员工们的贡献率，结果发现，那些工作时大多需要遵循日常惯例的员工更有可能提出建议。从这一点来看，他们更富有创造力。

研究者们深挖这些数据，还有新发现：尽管创造力更强的员工在工作中日常惯例所占的比例更高，但他们对自己工作的掌控度也更高。他们的日常工作有一些是机械性的，但是因为他们能够有意识地选择如何计划安排自己的工作，他们对工作效率有更多的反思，也更能够注意到如何改进工作，同样也就更有可能提出建议。研究者们得出结论，将工作常规化并不会有损于创造力；如果将工作常规化的同时再赋予员工自主创新的权利，那么日常惯例还有助于创造力的提升。

其他研究也发现在日常惯例和创造力之间存在着类似的正相关关系，这有助于我们理解二者是如何相互促进的。相同的日常惯例可以使团队工作效率更高。日常惯例并不会调用你的意志力、韧劲儿或者内在动因，这样你就拥有了更多此类资源来处理困难的问题。日常惯例还能节省时间和精力。如果一个作家能准确运用语言并盲打，那么他就可以更专注于展开论证或破解谜题，就不用费力地思考怎么拼写单词或者在键盘上找某个字母。当日常惯例成型，它就能为迅速、创造性的行动提供支持。比如，专业大厨或者烹饪某个环节中的厨师会花大量的精力规整他们在当班中所需要的配料、厨具、食材、香料和各种酱汁。就像远足者的背包或者医生的手术盘一样，厨师的准备工作应该包含他所需要的一切，足以应对任何状况或者不费吹灰之力就能找到想要的东西。实际上，厨师不仅把准备工作看作物品的摆放，而且还是一种心理状态。厨师同样还教导大家，这二者之间相辅相成：把各种厨具和食材放在恰当的位置，能够让厨师处于一种连贯工作的状态，这就可以让他们更高效并保持高水准。日常惯例还能够给我们提供足够的压力，以此激发创造力，但这种压力又不会大到抑制创造力。自己设定一些小目标，就像特罗洛普那样数数自己写的文字，好像也能激发精力集中和创造力。其实，这些目标并不关乎成败：坚持你的习惯，偶尔一天偷懒，后果也不会很严重。

将日常惯例和自由结合起来，也就是支持创造性工作的同时减少不必要的分神和一些不重要的决策，这就是早上集中精力和日常惯例为我们营造的世界。如果日常惯例为创造力提供支持，那么休息就绝对取决于日常惯例。白天的嘈杂，不断要你干这干那，让你分心，意外的紧急情况或者机会都会轻而易举地将创造力和休息排挤掉。为了避免工作或大量的待办任务侵蚀、挤占你的休息，你需要把日常惯例当作防御工事，来守卫你的时间。重复的日常惯例同样可以让你更高效，更有创造力。这又是一个例证，充分说明工作和休息之间是如何微妙地联系在一起，如何相互促进的。

富有创造力的人早起后的工作一气呵成，而不是断断续续，并且遵循一个严格的时间安排。这样的话，在一天中剩下的时间里，他们就可以轻松自在。虽然脑子里装着工作，但因为早起和规律的时间表，他们不必刻意去想这件事。对于他们来讲，早起和日常惯例为无意识的运转设定好了节奏。正如斯蒂芬·金所说，日常惯例可以"训练你清醒的头脑在睡眠时也充满创造力，产生生动的幻觉，就像是创作了成功的小说作品"。下午时光或许可用来做些简单的事情，即使这样他们的效率也更高，因为他们发挥了日常惯例的优势，在工作期间全神贯注，工作之外又刻意休息，而不是长时间埋头苦干。对有些人来说，早起可以让他们对抗昼夜节律，降低大脑评估体系的影响，降低抑制程度，激发创造力。同样，早起为休息腾出了空间。

你得腾出时间来休息，因为此时，无意识大脑会开始工作。你不能让灵感说来就来，但是有了从容的、规律的工作，灵感就近在咫尺。一名艺术家什么都不做，光等着灵感出现，然后一阵奋笔疾书，这种具有传奇色彩的艺术家形象非常不切实际。亨利·庞加莱非常仔细地研究了自己的创新过程。对于他来说，灵感的激发，也就是他所说的顿悟，似乎只会出现在"一段自觉工作"状态的前后。如同巴勃罗·毕加索所说："灵感就在那里，但它得看到你的努力之后才会出现。"或者如同插图画家查克·克洛斯说的那样，"外行光等着灵感，内行就老老实实地工作"。

到底是什么让安东尼·特罗洛普如此多产，他晚年对此进行了阐释。尽管他有一份全职工作，但在长达四十多年的写作生涯中，他出版了 47 本小说、16 卷纪实文学（一年不止一本），还有"为各类期刊创作的不计其数的政论文章、评论文章、探讨社会和体育的文章"。尽管作品产量惊人，但他一周也会打猎两次，"大部分时间都生活在伦敦的上流社会"，还得经常在沃尔瑟姆克罗斯招待朋友，而且"至少还有 6 周不在英格兰。我觉得，没有几个人比我过得更充实。我能够做到这一切，都要归功于早起"。

　　　　　科学休息——迅速恢复精力的高效休息法

03
散步和思考是亲密的伙伴

有一间办公室当然好，如果有个温暖的、精心布置的家就更好了。
但是，在屋子里待上几个小时，我的思维就会陷入停顿。
所以我会去散步。来到户外，我的思维马上就活跃起来，
本能地回到工作当中去。
无须召唤，脑子里各种想法犹如泉涌。
很快，在一片纷乱中，最佳答案浮出水面。
我知道我能做什么，我应该做什么，也知道我必须摈弃什么。

——尤金·维格纳

丹麦哲学家索伦·克尔恺郭尔宣称："散步能让我进入最佳的思想状态。"克尔恺郭尔以在哥本哈根长距离散步闻名，但他也代表了很多的哲学家，也代表了那些践行刻意休息的人。自古以来，散步和思考就是亲密的伙伴。这种关系可以从我们把从事哲学研究的人称为"追随者"中窥见一斑。希腊哲学家第

欧根尼、圣·奥古斯丁，还有其他古代和中世纪的思想家，在他们身上以各种形式体现出"致知在躬行"（*solvitur ambulando*，即通过散步解决难题）的理念。散步是个绝佳的例证，说明我们能意识到通过自然而然的行为适应新情势的需要。对富有创造力的思想家来讲，散步为他们提供了时间来让头脑清醒，从一个全新的视角来看待问题。散步可以是独自一人，也可以是多人一起，这给思想家们提供了一个与自己或者他人交流的机会。散步让你走出办公室，散步也可以变成移动会议。

对于很多思想家和实干家来说，散步每日不可或缺，既能锻炼身体，还能独处。托马斯·杰斐逊建议他的侄子用散步来让头脑得到放松、增强身体的耐力，而且还说，"绝对不要想着带上一本书什么的。散步的目的就是放松头脑，让周围的东西转移你的注意力"。杰斐逊自己身体力行，早饭前就去散步，"借此从睡眼惺忪中清醒过来"。他在担任驻法国大使期间，要在巴黎走上 5 英里。后来担任美国总统期间，下午的时间都留出来散步或骑马。C. S. 刘易斯在准备牛津大学入学考试的时候养成一个习惯：早上长时间学习，下午去散步。散步给我们机会，让我们独自思考，而不用和他人交流。他写道，"散步和交谈是人生两大乐事，但把二者混为一谈就错了"。《思维的艺术》一书的作者格雷厄姆·沃拉斯一天要走上好几英里，他把散步当作写作或备课后的休息方式，或者是在大英图书馆读一早上的书后，让血液循环、舒缓身体的方式。艾丽丝·门罗每天要散步三英里。给查尔斯·狄更斯写传记的诸多作家中就有一位说，对于狄更斯来讲，"每日散步与其说是给自己定的规矩，还不如说是一种乐趣和必需"。狄更斯散步的距离很长——通常是 10 到 12 英里，烦恼的时候他会在下午走上 18 英里，陪他散步的是一条保护他的大型犬，穿过伦敦那些乱糟糟的地方的时候，这条狗可就派上了大用场。一天忙得不可开交，还要花三四个小时散步，好像散步的时间有点多了，但他说："如果不这样，我的健康就无法得到保证。"优步前 CEO 特拉维斯·卡兰尼克一周要在位于旧金山的公司总部的室内跑道上走 40 英里。这段路程可不算少，特别是对他这样一个可以随时随地叫车的人来说。但正如商业作家托尼·施瓦茨所说，很多高管都深知如何保持旺盛的精力，他们会在下午用散步来让自己恢复精力。

实际上，现在"步行会议"非常盛行，它在硅谷企业家和 CEO 当中颇受欢迎。硅谷的崛起就是以人们长时间工作、健康受损为代价的。匪夷所思的是，现在却开始热衷于步行会议，就像人们突然热衷于穿连帽衫或开电动汽车一样。但一名高管指出，"一个软件工程师的大部分工作不应该是坐在那里写代码，而是解决问题、思考问题、探讨问题、尝试不同想法"，步行会议就大有裨益。众所周知，史蒂夫·乔布斯喜欢在帕罗奥图铺满落叶的街道上散步。领英的员工经常喜欢到公司总部外的海岸线公园的自行车道和人行道上散步。谷歌山景城总部里人行步道交织其间。脸书总部位于加州门洛帕克市，由弗兰克·盖里设计，2015年初投入使用。这是一座大型的开敞式建筑（据说是世界最大），加盖了一个面积达9英亩^①的花园屋顶，其特色就是有一条半英里的人行道。⁸一些公司做出规划，在公司园区铺设30到50分钟的步行路线，让员工可以在上班时和安排项目进度时有"步行会议的空间"。

凯萨永久医疗集团健康中心主任泰德·伊藤医生在十年前就开始热衷于步行会议。他认为，现代化的办公室让我们坐的时间太长，这影响到了我们的心血管健康，我们的身体变得虚弱，头脑变得迟钝。伊藤指出，在步行会议期间，你的身体机能会受到激发——虽然散步半小时只达到行走一英里或一英里半的锻炼效果，但是你的大脑会更加活跃。与大家的直觉相反，步行会议同样可以是很私密的，特别是在你的办公场所是开放式的情况下：城市的街道可以防止你被人窃听，而且远离同事可以

---

① 1英亩 ≈ 0.004平方千米。

让你免受他们的打扰。人们发现，散步的时候讨论一些私密的或敏感的事情会更容易些，某种程度上是因为这种环境更让人放松，没有了办公室里面对面开会时那种令人不安的感觉。步行会议同样也能把那些离了幻灯片和办公室就没法工作的下属和那些能够边走边思考问题的人区分开来。

对高管来讲，步行会议还有特别的益处。杰夫·韦纳指出，步行会议"从本质上讲消除了干扰，因此我觉得以这种方式来安排时间要高效得多"。像很多高管一样，韦纳在领英一天的工作时间（他是领英的 CEO）被分成短小的时间段：几十年前，管理方面的专家就估计，通常情况下，CEO 在一个问题或任务上只会投入几分钟，然后就得切换到其他问题，而且这还是在电子邮件出现之前。步行会议给他们提供了绝佳的机会，可以用更长的时间来关注一个问题。最后，步行会议使他们有机会展示个人魅力或驾驭一场艰难的谈判：史蒂夫·乔布斯特别擅长通过散步来赢得那些摇摆不定的盟友的支持。而且，据报道说，马克·扎克伯格会和重要的新员工以及脸书想要合作的新兴互联网企业的开创者一起散步。

或许历史上最重要的步行会议发生在 1938 年，当时霍华德·弗洛里和厄恩斯特·钱恩决定致力于研发青霉素抗生素。第一次世界大战让人们看到由机关枪、大炮和氯气造成的伤口深处的感染，对抗感染药物的需求非常急迫。在 20 世纪 20 年代，科学家已经发现，细菌自身拥有"化学武器库"，它们可以相互作用。1928 年，亚历山大·弗莱明发现，青霉素能有效地抵御致病菌。弗洛里和钱恩就想，是否可以人工合成这些抗菌制剂并用来治疗人类的感染。弗洛里的导师查尔斯·谢林顿建议他住的地方要远离实验室，这样"来回穿梭才能得到足够的锻炼，在户外让思维'焕然一新'"。在步行穿过牛津大学公园的时候，弗洛里和钱恩为研究项目出谋划策。弗洛里和钱恩在 1939 年开始致力于青霉素的研发。到 1941 年，他们已证明其应用于人类的功效，然后政府开始了批量生产。到第二次世界大战结束时，青霉素广受赞誉，它挽救了数以万计的生命，弗洛里和钱恩因此共享 1945 年诺贝尔生理学或医学奖，这是第二次世界大战后第一个获得诺贝尔奖的研究成果。

其他一些人有意识地把散步作为提升创造活力的一种方法。比如，诺贝尔奖获得者、经济学家赫伯特·西蒙从家步行一英里到卡内基梅隆大学的办公室。他的女儿凯瑟琳说这段路被称为"思考的时间"。当詹姆斯·沃森和弗朗西斯·克里克致力于研究 DNA 结构的时候，他们经常于午饭后在剑桥散步，探讨早上完成的工作，考虑接下来的研究。20 世纪 70 年代末，当丹尼尔·卡尼曼、阿莫斯·特沃斯基和理查德·塞勒在斯坦福大学访学的时候，他们会在行为科学高级研究中心背后的山上长时间一边散步一边探讨各种想法，这些观点最终为行为经济学奠定了基础。俄罗斯作曲家柴可夫斯基[9]早上工作前会散步一小会儿，而且下午还会出去散步两小时。他的哥哥说："散步过程中，大部分时间都在创作，他会构思出作品的主题，仔细琢磨作品结构，并草草记下基本的主旋律。"贝多芬每天下午也会在维也纳周边的树林里长时间散步。据说，他创作田园交响曲的时候，灵感正是源于此。作曲家林-曼纽尔·米兰达星期天早上带着自己的狗狗在公园里长时间散步的时候写出了音乐剧《汉密尔顿》的歌词，还能脱开在家创作的乐谱来段即兴演唱。

对物理学家来讲，散步给他们提供了一种既能让头脑清醒，又不至于完全忘记研究问题的方法。尤金·维格纳因为在核物理与粒子理论方面的贡献而获得诺贝尔物理学奖。人们经常看到他在普林斯顿大学校园里漫步。他说："在屋子里待上几个小时，我的思维就会陷入停顿。但是散步的时候，我的思维马上就开始了自由翱翔，本能地思索我研究的问题。不需要召唤，点子在脑海里犹如泉涌。很快，在一片杂乱中，最佳答案浮出水面。我知道我能做什么，我应该做什么，也知道我必须摈弃什么。"理论物理学家保罗·狄拉克26岁就被授予剑桥卢卡斯数学教授——获此殊荣的还有艾萨克·牛顿、查尔斯·巴贝奇和史蒂芬·霍金。狄拉克在星期天的时候，整天都在散步。他说，散步期间："我刻意不去想我的工作，但我发现这个时候非常有利于新思想的迸发。"

散步能让思维放松，有助于转移注意力。建筑师、神经学家珍妮·罗主导的研究推动了这个理念。在爱丁堡大学，她将脑电图扫描器连接到受试者的头皮上，记录下他们步行时大脑的活动。仔细查看这些数据的时候，她发现可以从受试者的脑电波中辨别出他们什么时候正穿过公园和绿地，什么时候正置身于繁忙的商业区。从商业街来到公园的时候，他们的大脑会更加平和，但是也没有完全走神。无须刻意引导，自然风光吸引了我们的一部分注意力：它转移了我们的注意力，占据了我们的意识，而让潜意识自由行走。

有时候，散步不仅放松了对创造性思维的抑制，还能让潜意识产生深刻见解。遗传学家芭芭拉·麦克林托克在斯坦福大学校园长时间散步的时候确定了植物脉孢菌的染色体。她说，散步的时候，"脑子里全是强烈的、潜在的思想"。突然想到这个困扰其他遗传学家长达 20 年的问题的答案的时候，"我跳了起来，迫不及待地回到实验室。我知道我马上就可以揭开谜底了"。19 世纪爱尔兰数学家威廉·卢云·哈密顿和妻子散步经过一座桥的时候，突然想到了他最著名的四元数代数的独到见解，于是就把它刻在了桥上。当夫妻二人沿着皇家运河散步的时候，"在我脑子里，一股思想的暗流在涌动"，"思想的火花突然闪现"。伟大的法国数学家亨利·庞加莱在描述是如何发现富克斯函数的时候，多次提到了"啊哈，原来如此"这样的时刻，这些顿悟就发生在他乘公共汽车的时候、在卡昂附近的海边悬崖散步的时候和在巴黎街道上闲逛的时候。

1927年一天深夜，沃纳·海森堡在哥本哈根散步的时候想到了不确定性原理。他提出的方程式能准确预测粒子的动量，但不能准确预测其位置。海森堡一直致力于解决这个问题。他在费勒公园散步的时候，突然想到：如果数学计算和模型都没错会怎样？如果这种不确定性就是粒子的属性怎么办？厄尔诺·鲁比克在沿多瑙河散步期间做出了一次设计上的关键突破才造就了魔方。当时任教于布达佩斯应用工艺美术学院的鲁比克想制作一个魔方，它的各面都可以沿三个轴自由旋转。显然，魔方得由一些小的正方体组成，但他不知道怎么才能把它们固定在一起。一个春日，鲁比克出去散步，"看着水流如何围绕鹅卵石不断回旋"，当时，这些鹅卵石后面的漩涡给他以灵感，他想出了在这些小的正方体角上或者边缘用支架加以固定的设计。

这些突发奇想令人印象深刻，但是仔细研究之后发现，所有这些事例都遵循沃拉斯的模式，也就是先有准备期、酝酿期，然后才有顿悟。麦克林托克接触到脉孢菌几年后，正是在一周紧张的实验室工作之后的散步期间，突然想到了它的染色体结构。在鲁比克的那次散步之前，他在这个问题上已经思考三个月，他的公寓里摆满了好几百个魔方雏形。庞加莱想到富克斯函数之前也花了几个月的时间：发现错误、研究解决、陷入僵局，如此反复。海森堡在那次意义重大的公园散步之前，已经花了差不多两年致力于不确定性原理的研究。哈密顿后来写道，四元数这个问题"已经困扰我至少 15 年"。在所有这些事例中，长时间的准备期和酝酿期最终触发了灵感的突然进发。

有些人并不认为散步会激发创造力，他们的理由很简单：散步司空见惯，我们每天都会散步，所以，总有人会在散步过程中顿悟一些东西。贝多芬和达尔文每天长时间地散步，或者说鲁比克和麦克林托克在散步过程中想到了关键突破。这些并不能说明散步和顿悟之间有必然联系。毕竟，还有人说，他们在洗澡时也会顿悟。斯坦福大学博士后玛丽莉·奥佩佐说："委员会中一名委员问我，'你为什么不研究淋浴过程对灵感进发的影响'。我告诉他们，在他们淋浴的时候对他们进行研究，那可无法获得伦理委员会的批准。"2014 年，奥佩佐和教育学教授丹尼尔·施瓦茨就散步对创造力的影响发表了一篇文章，该文章

　　　科学休息——迅速恢复精力的高效休息法

被广泛引用。据可靠说法，他俩在校园里散步的时候想到了这个研究课题，当时他们意识到有很多奇闻逸事都表明散步能激发创造力，但还没有人尝试对此进行测试，也没有人确定到底是散步、走出办公室或置身大自然还是其他什么因素激发了创造力。

奥佩佐和施瓦茨设计了 4 项实验，运用了标准的心理学工具来对创造力进行测试，并且这些实验都可以在人们行走时操作。在第一项实验中，学生完成两个测验：吉尔福德的替代用途测验和复合远距离联想测验。前者测验的是创造性发散思维，后者则测验聚合思维。在替代用途测验中，研究者测验受试者在规定的时间内能想出一个常见物品多少种其他用途，并且还要测验这些用途的可行性有多大。比如，被要求说出筷子的其他用途，如果你的答案是可以用来支撑 iPad，或者用来压住书页，那么这样的用途在可行性上得分就高；如果你的答案是把筷子当作宇宙飞船，尽管这个答案非常富有想象力，但是在可行性上得分就很低。在复合远距离联想测验中，研究者给受试者三个词语（比如，business、calling 和 graphics，或者 cheese、school 和 pine），受试者需要想出第四个词语，这个词语要和这三个词语都有联系（你们也可以花上一分钟来想想这两个问题）。他们给出答案的速度可以衡量他们是否擅长想到一些不可能的联系，这就是创造力的一个特征（顺便说一句，上面两个问题的答案分别是 card 和 board）。奥佩佐和施瓦茨之所以要选择这两个测验，是因为这两个测验分别强调了创造力的不同方面：替代用途测验是开放式的，因此需要想象力，而复合远距离联想测验则需要提出具体答案。

奥佩佐和施瓦茨首先让学生坐在一间普通的房间里做替代用途测验和复合远距离联想测验（就是依照这样的顺序——如果先做复合远距离联想测验，这项测验你得分较低，那么就会影响你接下来测验的成绩）。然后他们都上跑步机，找到舒适的步速，之后再次完成替代用途测验和复合远距离联想测验（但这次测验的题目不一样）。让学生自己设定跑步机的速度，而不是让所有学生的步速相同，这一点很重要。奥佩佐解释说："不舒适的步速会降低注意力，某些任务的得分就会下降。"

测试结果令人吃惊。在第一项实验中，替代用途测验方面，81% 的学生在跑步机上步行并完成测验得到的成绩比坐着接受测验的成绩更高，但复合远距离联想测验方面，只有 23% 的人成绩更高。实际上，学生从坐着切换到步行，在复合远距离联想测验中平均分有一点点下降。很多研究表明步行对那些需要集中精力和关注细节的任务会产生负面影响。奥佩佐说："并不是说每个人都应该拥有一张跑步机办公桌，因为它或许只有利

科学休息——迅速恢复精力的高效休息法

于几种特定类型的思维方式。"

但是，或许分数的提高只是因为人们有机会步行，而不是步行本身。在第二项测验中，奥佩佐和施瓦茨把测验打乱。有些学生在跑步机上步行的时候先完成替代用途测验，然后坐着再完成一次（先步行再坐着组）；其他学生先坐着完成替代用途测验，然后再在跑步机上完成一次（先坐着再步行组）；为了排除运动对成绩的影响，第三组坐着完成两次测验（两次都坐着组）。

测试结果也体现出运动和创造力之间的显著关系。两次都坐着组第二次测验的成绩有所下降，这说明这种做法不仅没有提高分数，还起到了反作用。先坐着再步行组的学生在第一次取得的分数和两次都坐着组相同；他们走上跑步机后，分数提高了。真正有意思的测试结果来自先步行再坐着组。他们第一次的答案比那些一开始就坐着的人的答案更富有创造力（在一个 0 到 15 分的评分表中，他们的分数大约是 12 分，而坐着组的分数大约是 4 分）。当他们坐下来后，答案质量有所下降（下降到大约 9 分），但是，他们第二轮的成绩和先坐着再步行组的分数相同。换句话说，步行对创造力一开始就有显著影响，而且，即使他们坐下来，这种影响也会持续。

奥佩佐和施瓦茨在户外进行了第三项实验。跑步机办公桌可能会深受干劲儿十足的高管青睐（尽管一直在走却又原地踏步的样子看起来更像是查理·卓别林而不是查尔斯·科赫），但我们大多数人散步时是随处走动的。因此，这次他们又招募了另一批学生——谢天谢地，湾区的大学生足够多，并且把他们分成四组：两次都在室内坐着组、先在室内坐着然后户外步行组、先户外步行然后在室内坐着组、两次都户外步行组。这次，先坐着然后步行组在替代用途测验上的答案的创新性有了显著提高，从平均分4分上升到10分。和第二次实验中的结果一样，先步行然后坐着组第一次分数高，第二次有所下降（从10分降到9分）。两次都步行组上升幅度不大，从8分上升到9分。

那么两次都坐着组呢？他们的分数在4分和5分之间徘徊。

最后，在第四项实验中，奥佩佐和施瓦茨再次把学生分成四组。一组在室内办公桌上工作（室内坐着组），一组在室内的跑步机上步行（室内步行组），一组在校园内步行（户外步行组），还有一组则是坐在轮椅上被人推着在相同的校园小路上走（坐轮椅户外移动组）。每组学生都完成一个测试创造力的测验——象征等价性测验（Symbolic Equivalence Test，SET），在这项测验中，你需要为诸如"随风摇曳的树叶"这样的表达式想出一些对等的意象。该测验的发明者弗兰克·贝伦指出，比如"面对武装入侵的平民百姓四散奔逃"和"被吹风机吹得到处飘的手绢"就是对等的表达。

步行的人的得分再次比坐着的高。但有趣的是，在跑步机上步行的人和在户外步行的人的得分十分接近。那么认为户外适度的、些许的分神能够让思维放松并让人更富有创造力的说法就不能解释为何在跑步机上步行的人，即便面对光秃秃的墙，在象征等价性测验上成绩同样优秀，也无法解释为何在跑步机上步行的人的成绩会超过那些坐在轮椅上被推着在户外走的人。

奥佩佐承认："我们发现，空荡荡的房间，即使户外还有建筑噪声，也会有益处，这让我们很惊讶。这个房间不大，仅仅能放下一张办公桌和一个跑步机，而且还没有窗户，看到这样的测试结果，真是令人吃惊。"就像我们大多数人那样，受试者先前也认为环境在激发人的创造力方面的作用很大，而且一个舒适的环境会让人受益，一间煤渣砖砌起来的房间不会有此效果。毕竟，奥佩佐和她的导师的工作方式就是边散步边交流思想。

但是，尽管当学生在户外步行时发散思维测验上的得分要高于他们坐着的时候的得分，而且他们在户外步行时的得分也比在室内坐着的时候高很多，但是他们在户外步行时的得分和在跑步机上步行时的得分相差无几。

换句话说，并非是置身于户外激发了创造力，而是步行本身有助于提高创造力。

那么，为什么步行有此效果呢？目前还没有人知道准确的答案。奥佩佐说："有可能是心情，或者说步行需要足够的关注度，一些看似无关的可能性成了我们关注的焦点，抑或步行可以让更多的奇思妙想涌现出来。"

富有创造力的人有意识地将散步囊括到他们的创作中，如果对此还有怀疑，那么你想想，他们这些人在散步的时候都会刻意地随身揣上一本笔记本。柴可夫斯基的很多作品都源于他在树林里散步时匆匆记下的笔记，他一回到家就对这些笔记加以完善。贝多芬在长时间散步的时候都带着稿纸和铅笔。对他俩来讲，边散步边创作能让他们勾勒出创意的框架，然后安然地将其放在一边，再次释放自己的思想，让它自由翱翔。同样，心理学家汉斯·塞里也随身带着一本笔记本，以此释放思想，让思想免于受到"信息污染"的干扰，即不受那些不重要的细节和任务的干扰，并且可以让他"最大限度地"思考一些更重要的问题。威廉·卢云·哈密顿"在兜里揣着一本袖珍笔记本"，这样，在散步的时候，他就可以把迸发的灵感记录下来。每个星期天早上，林-曼纽尔·米兰达也会边散步边为《汉密尔顿》填词。导演比利·怀尔德也随身携带一本黑色的笔记本，在笔记本里他记录了关于对白、人物角色、故事情节的一些想法，有些东西在十年后融入了他的电影。比如，《桃色公寓》就源于他在十多年前看完大卫·里恩的作品《相见恨晚》后在笔记本上的一次速记。伟大的西班牙大厨、分子美食学之父费朗·亚德里亚说："我总是随身带着一支铅笔，它都快和我合二为一了。"即便是在斗牛犬餐厅的厨房，即使他总得站着，"我也要做些笔记，记下我的想法"。

即便是那些没有随身携带笔记本的人，也有解决之道。英国政治哲学家托马斯·霍布斯散步的时候会带一根手杖，手杖的把手里内置了一个墨水瓶，这样垫着板子就可以在纸上书写了。伟大的德国数学家大卫·希尔伯特在散步的时候也会记录下他的想法，但他不用笔记本，他在花园里装了一个带顶的黑板，这样他和助手就可以在花园里散步或者工作的时候记录了。

奥佩佐和施瓦茨在斯坦福大学的研究以及珍妮·罗在爱丁堡大学的研究都表明，散步可以激发创造力是禁得起实验验证的。尽管它对于需要集中注意力的分析思维能力的提升效果不是很明显，而且关于散步和创造力之间的关系仍有很多未解之谜，但是我们有充分的证据表明，散步已成为哲学家、作曲家、作家、画家创作中的重要组成部分，当然还有当代寻求创新的高管（或者他们仅仅是关注健康）。散步看起来不像是一项智力活动，而且很多时候，完全就是为了放松，但是我们却可以学习利用它来帮助我们更好地思考。

对散步和思考的描述很多都来自那些践行散步多年的人，这就掩盖了这样一个事实：其实散步是通过学习加以掌握并将其益处为我所用的。实际上，就像刻意休息的其他形式一样，也有一些对散步和思考的描述表明，通过散步获取创造力的技巧是可以培养的。芭芭拉·麦克林托克的经历表明，我们可以学习如何将散步为我所用。麦克林托克对她的传记作家说，她小时候就发现她的注意力可以非常集中，以至于忘记自我，甚至达到一种忘记自己名字的境界。在读研究生期间，她学会了把这种集中注意力的超强能力运用到科学研究中，并且开始学习如何识别在什么时候她的潜意识在解决问题。麦克林托克后来说，在斯坦福散步是她第一次感觉到她可以掌控这个过程。发现脉孢菌的过程让她知道，她可以用散步激活潜意识，"用它为科学发现服务"。麦克林托克说，在这之前只是偶尔有用，但在斯坦福的研究之后，她可以做到"招之即来"。在冷泉港实验室整个漫长的研究工作中，她才华出众，复杂的项目她一干就是几年，还可以一边散步一边从容地解决科学难题，这些都为人们所熟知。麦克林托克散步时对潜意识的驾驭能力帮助她成就了革命性的发现——"跳跃基因"，也就是 DNA 序列可以在染色体内从一处转移到另一处。这个发现让她赢得了 1983 年诺贝尔生理学或医学奖。就像克尔凯郭尔一样，她学会了用散步使自己拥有最好的思想。

04
用半个小时精准打盹迅速恢复

> 我经常午睡。一般吃过午饭后我就感觉睡意来袭，
> 然后就倒在沙发上打瞌睡。
> 半小时后我醒来，睡意全无。
> 起床后，我精神倍增，头脑清醒。
>
> ——村上春树

你很难想象，伦敦唐宁街 10 号和威斯敏斯特宫之间的英国财政部的地下室是一个博物馆——丘吉尔博物馆。这座地下建筑群是首相温斯顿·丘吉尔、各部部长和将军们在第二次世界大战中指挥作战的地方。博物馆有很多狭小的办公室、宿舍和餐厅，为首相及其属下、内阁高级官员和总参谋部服务。楼顶厚度达 5 英尺，混凝土由钢筋加固，能防御炮弹轰炸。丘吉尔战时办公室就掩藏于此。第二次世界大战期间，好几百人在这里

工作，从办事员到秘书，从将军到部长。但在今天，这个地方主要是为了纪念丘吉尔。这里的展品讲述了丘吉尔政治生涯的起起伏伏，体现了他为保卫大英帝国展现出来的不屈不挠的精神，展示出他作为一名作家的雄辩和才华，揭示了他在第二次世界大战期间的日常生活以及他如何将政治机会主义、实用政治和理想主义结合起来。但是在参观快要结束的时候，往往会简短地提到他工作生活的一个方面——午睡的习惯。

　　丘吉尔把午睡看作保持冷静、恢复精力和斗志必不可少的组成部分。第一次世界大战期间，在担任英国海军大臣的时候，他就已经养成午睡的习惯。[10] 即便是在第二次世界大战时德国发动对英国的大规模空袭期间，丘吉尔也会在午饭后回到自己在战时办公室的房间，脱掉衣服，睡上一两个小时。只要德军没有轰炸，他还会到唐宁街 10 号冲个澡，换上一身干净的衣服，然后返回投入工作。丘吉尔的贴身侍从弗兰克·索耶斯后来回忆说："睡午觉是他每日雷打不动的习惯。"[11]

　　午睡不仅让丘吉尔精力充沛，他的沉着冷静也激励着内阁大臣和军官。在无聊乏味的国会辩论期间打打瞌睡是一回事，而在敌军轰炸的时候还要睡午觉，这就是另外一回事了。这说明丘吉尔非常信任手下的官员，也说明他坚信黑暗的日子一定会过去。盟军领导人中，经常午睡的并非只有丘吉尔。乔治·马歇尔就建议德怀特·艾森豪威尔每天中午都小睡一会儿。在世界的另一端，太平洋司令部得围绕道格拉斯·麦克阿瑟的午睡来协调时间安排。据麦克阿瑟的传记作家威廉·曼彻斯特说，"自从他任西点军校校长以来，午睡的习惯几乎从没变过"（相反，阿道夫·希特勒即使是在战事最有利的时候，作息时间仍变化无常，而在 1944 年和 1945 年盟军包围德国本土的时候，他甚至连续几天都不睡觉，仅靠服用安非他命、可卡因和其他药物维持）。

温斯顿·丘吉尔成为众多领导人的榜样，而且至少有两位美国总统受他影响养成午睡的习惯。亚瑟·施莱辛格曾说，"丘吉尔对睡午觉大加赞赏，这给约翰·F.肯尼迪留下了深刻印象"，以至于肯尼迪进入参议院的时候，也效仿丘吉尔的做法，在国会摆上了一张小床。入主白宫后，肯尼迪通常在吃过午饭后睡45 分钟。跟丘吉尔一样，肯尼迪也不在办公室里睡觉，而是回到自己的住处，还要换上睡衣。肯尼迪的继任者林登·约翰逊同样如此，漫长的一天中他会睡个午觉，起来再冲个澡（躺下睡觉可不仅仅是图方便。中国有个睡眠科学实验室，测试了身体姿态对睡眠程度、疲倦程度、心情以及机敏程度的影响，研究发现，那些躺着午休的人比那些坐着打盹儿的人受益更多）。

政治人物或许不是那么需要创造力，但是那些在危机时刻把握全局的政治家、部署复杂作战计划的将军以及从业于瞬息万变的行业中的 CEO 都需要艺术家的变通性和洞察力。要在战争中掌管一个国家，要使整个庞大的国家团结一致抵抗外来威胁和独立运动的冲击，要和罗斯福、斯大林谈判，还要尽力应付各方不同的诉求，这一切都需要丘吉尔展示出足够的创造力。这样看来，丘吉尔要留出时间来睡午觉这样一个"雷打不动的习惯"也就不足为奇了。就像优秀的运动员要熟悉自己的身体状态和体能一样，富有创造力的人也往往要了解自己的精神状态。正因如此，那些要长时间工作、富有创造力的人，以及那些需要想象力和快速反应来完成劳神费力的工作的人发现，睡午觉有恢复作用。研究睡眠的科学家发现，即便是打会儿瞌睡也能为你的大脑充电。午睡甚至有助于我们萌生出新的点子。他们的研究表明，我们可以学习如何安排午睡时间来提升它所带来的创新的动力，更好地恢复我们的精力，或者探究意识和潜意识之间的相互作用。换句话说，午睡变成了一种技能。

睡午觉已经成为很多富有创造力的人日程安排中必不可少的一部分。雷·布拉德伯里在创作《火星纪事》的时候，租下了父母的汽车修理厂办公室，那里离家很近，骑车就能到。早上，他在那里写作，每天下午 2 点的时候回家午休，然后再返回，在那儿度过整个下午。J. R. R. 托尔金也是这样，上完课或讲座过后，回家吃午饭，然后午休，下午3点或4点的时候再返回办公室（回家吃午饭在以前是再平常不过的了，但是现在因为通勤路程很长，这种习惯越来越难以保持）。乔纳森·弗兰岑在创作《纠正》期间，发现了午休的好处。那时候他已经戒烟，因此在困乏的时候，也就不能像以前那样可以靠吸烟来提神；相反，他开始短暂的"美妙的沉沉的"午睡。20分钟过后，他"彻底清醒，直接回到桌前，继续写作"。他后来说，这是"我写作生涯中最愉快的几周"。弗兰岑说，"那个时候我才觉得我真正进入了创作状态"。作家村上春树写道："我经常午睡。一般吃过午饭后我就感觉睡意来袭，然后就倒在沙发上打瞌睡。"他一般会睡上30分钟。他说："半小时后我醒来，睡意全无。起床后，我精神倍增，头脑清醒。"科幻小说家威廉·吉布森说："午睡对于我的创作过程来讲必不可少。"午睡的时候，脑子里不会还想着创作，但是他很感激"那种睡醒过后的状态，就是那种清醒的思维"。托马斯·曼在早上完成4小时的全神贯注的写作过后，下午也会睡上一个小时，然后再处理信函，写写随笔散文。斯蒂芬·金把一天的创作简单地划分成三块：早上写作，下午"睡觉，处理些信件"，晚上什么都不干。

即便是那些著名的工作狂，他们的一天也是被午休一分为二。巴西建筑师奥斯卡·尼迈耶在90多岁的时候仍然要在位于里约热内卢的工作室里每天花上 10 个小时，但他在吃过午饭后就会躺下睡会儿。建筑师弗兰克·劳埃德·赖特和路易斯·康都以痴迷于工作而闻名，但他们也会在下午的时候打会儿瞌睡，他们是躺在硬东西上面睡，以免睡过头。托马斯·爱迪生长时间待在实验室里搞研究，这为人们所称颂（某种程度上这要归功于爱迪生自我激励的天赋），但他还有一种巨大的能力：可以很快进入深层的、修复性的睡眠，睡上一两个小时。他的私人秘书阿尔弗雷德·泰特将这一点称作爱迪生的"秘密武器"，泰特还说，"爱迪生午睡的天赋可以和他发明创造的天赋相媲美"。亨利·福特有一次去爱迪生的实验室探访，竟然发现这位发明家不在实验室，因为他去睡觉了！福特对爱迪生的助手说："我还以为爱迪生不睡觉呢。"助手回答说："是啊，他是不怎么睡觉，他只是经常小睡一会儿。"

对一些人来说，睡个午觉就可以延长一天的工作时间。丘吉尔午睡和冲澡的习惯看起来有点小题大做，但是他的贴身侍从弗兰克·索耶斯注意到，"这种完全放松的休息往往使丘吉尔在一天的时间里干了两天的活——实际上他的工作量确实也是普通人的两倍。他全力以赴，传统意义上一个工作日要干 8 小时，而他的工作时间却要翻一倍"。美美地睡个午觉让林登·约翰逊成为"一天两班倒"的总统：清晨 6 点他开始一天的工作，下午睡个午觉，然后再工作到第二天凌晨 2 点结束。弗兰克·劳埃德·赖特也向那些学建筑设计的学生提出建议——"短暂的午睡是必需的"，因为它"可以将你的一天一分为二，让你精力充沛，提升创造力"。

午睡最直接的好处就是，它能够使你更机敏，缓解疲劳。20 分钟左右的午睡就可以帮你消除疲惫感，从而提升你的专注力。如果你经常午睡，也就是说形成了午睡的习惯，而不是偶尔一次的午睡，那好处更多。

经常午睡能提升记忆力。正如我们的大脑用整晚充分的睡眠来修复记忆力一样，大脑也会用午睡来整合你刚刚学到的东西。神经科学家萨拉·梅德尼克发现，在白天睡上一个小时或一个多小时（足够让你做个梦了），就能够提高你的记忆力和理解力。在 2003 年发表的一项研究中，梅德尼克让人们在早晨的时候做了一个质地识别任务测验（texture discrimination task）。如果你去看过眼科医生，那你可能就做过周边视力测验（peripheral vision test）：在一个大屏幕的中央有一盏灯，你得全神贯注地盯着这盏灯，当你看到屏幕周围有灯亮起的时候就按下按钮。梅德尼克的测验就类似于这个。他们展示给受试者一个由短的平行线组成的方框，在中央位置有 L 形或 T 形的线条。随机时间间隔之后，左下方的一些线条变成了斜线。不管线条形成平行线还是垂直线，受试者都需要在看到变化的时候指出来。盯住中央位置的目的是，从某种程度上来讲，让受试者的注意力不在左边象限。这是个简单的测验，但是这种视觉的区分能力正是我们大脑所擅长的，而且你很快就能得心应手。

测验之后，受试者被分成三组。一组不午睡，像往常一样从事日常活动。另外两组一组在下午睡了一个小时，一组睡了一个半小时。当晚三组都接受测试。没有午睡的那组表现得最糟糕。但梅德尼克发现，睡过午觉的受试者中，有 1/3 的人的得分基本相同，而还有 2/3 的人晚上的成绩显著提高。

因此，午睡有助于大脑提升这种新的图形识别技能。但是，睡午觉的受试者中，得分不尽相同，这又怎么解释呢？答案不在于睡觉的时间长短。尽管午睡一个半小时的人基本上都在高分组，但那些午睡一个小时的人两组都有。梅德尼克在观察记录他们睡觉时的脑电图的时候，找到了答案。睡觉的时候，你会经历一个时长为 90~110 分钟的周期，这个周期最开始是轻度睡眠，然后是深度慢波睡眠，最后进入快速眼动睡眠。在快速眼动睡眠中，你的眼球快速转动，脑电波再次活跃，这样你就更有可能做梦了。慢波睡眠和快速眼动睡眠之间的平衡会变化，这取决于你什么时候睡觉和你的疲乏程度。有的人在午睡的时候进入了慢波睡眠，而其他人既有慢波睡眠，也有快速眼动睡眠。慢波睡眠的人在早上和晚上的两次测验中成绩一致。而慢波睡眠和快速眼动睡眠都有人得分较高。最后，梅德尼克让受试者在第二天早上以及两天之后再接受测验。一晚的睡眠之后，每个人的成绩都提高了，但睡午觉组的成绩比不睡午觉组的成绩提高得更显著。

其他的研究者也发现，即便是短时间的午睡也能提高记忆力。杜塞尔多夫大学的奥拉夫·拉尔给两组学生 30 个单词，要求他们在两分钟内尽自己最大能力记忆这些单词。然后其中一组可以午睡一小时，另一组不睡午觉。之后当测验他们能回忆起多少单词的时候，睡午觉组的成绩明显优于不睡午觉组。再次实验，一组仍然不睡午觉，第二组睡午觉，而且午觉的时间长短由他们自己掌握（平均大约 25 分钟），第三组睡觉后 5 分钟就被叫醒。拉尔发现，即便是 5 分钟的睡眠也可以明显提高记忆力——尽管不如午觉时间长的那组，但仍具有统计学意义。

这种效果并非仅限于人类：伦敦大学学院的神经学家雨果·斯皮尔斯和弗雷亚·奥拉弗斯多特发现，午睡也能提升老鼠的认知能力。他们在老鼠的大脑部位安上电极，然后把这些老鼠放入一个 T 形跑道中，在较短的两端都放置食物。当老鼠在 T 形跑道中较长的一头跑来跑去时，它们能看到食物，也知道怎样才能吃到食物，但是通往食物的路被堵住了。当老鼠休息的时候，它们大脑中的位置细胞（place cell）异常活跃。这种细胞是老鼠大脑中一组专门用于存储那些去过的地方的信息以及在导航时用过的位置信息的细胞。那些储存与食物摆放位置相关信息的位置细胞被激活，而储存没有食物那端信息的位置细胞则处于休眠状态。它们的大脑好像在"找"通往食物的路径，加固这条新信息，盘算着在将来怎么运用这条信息。

午休同样还能帮助人们避免犯错和做出某些不良行为。密歇根大学的研究生珍妮弗·戈德斯米德发现午休能提高人的情绪调节能力和自控力。她给受试者纸张、铅笔和一组图表，来测验他们对挫折的容忍程度。他们得在一笔不中断或不重复笔画的情况下画出这些图形。他们所不知道的是，在不违背以上规则的情况下，有一半的图表是画不出来的。实验的参与者们认为，这是在测验他们的视觉敏锐度或解决问题的技能。但是戈德斯米德想要测验的是他们在多长时间的尝试后会最终放弃。她发现，那些在做这个挫折容忍力测验（Frustration Tolerance Task）之前睡过午觉的人和那些没有睡午觉的相比，放弃尝试的可能性更小，更不易冲动，也更有能力应对挫折。在其他研究中，丹·艾瑞里和克里斯托弗·巴恩斯发现，长期的疲倦和精神疲乏会降低人们的自控力和决策能力，使得他们比那些休息更充分的同事更有可能冲动地做出舞弊之举。

短暂的 20 分钟的午觉让我们更机敏，思维更清晰。但是睡眠研究专家萨拉·梅德尼克认为，通过了解你的睡眠周期、你的精力和关注度的峰值和低谷（它遵循超日节律，在一天当中会反复起伏），来关注在什么时间午睡、怎样安排午睡时长，就可以量身打造适合你自己的午睡，让身体更好地恢复精力，为创造性活动提供动力，或提升记忆力。

梅德尼克开创了科学测验午睡影响的先河。20 世纪 90 年代晚期，在她去哈佛念研究生之前，睡眠科学家已经建立一套研究工具，用于研究夜间睡眠和睡眠不足对记忆力、思维机敏度和理解力产生的影响。梅德尼克把其中的一些工具用于研究午睡。在此之前，研究者们主要是在轮班和睡眠不足的背景下进行研究；没有人太关注午睡如何影响那些生活压力大或面对各种挑战的人的认知表现或思维机敏度，而更关注一些惯常的作息安排。令梅德尼克感到吃惊的是，她发现一个小时或一个半小时的午睡带来的认知能力上的提高和睡八个小时是一样的（这并不是说你就可以不要八小时的睡眠而只要午睡，那样可无效）。而且，她还发现，制定午睡时间也能影响轻度睡眠、快速眼动睡眠和慢波睡眠之间的平衡，并且影响到你到底能从中获得何种益处。

睡眠科学家们早就发现我们对睡眠的需求是由两个因素决

定的：睡眠压力（sleep pressure）和周期为 24 小时的昼夜节律。睡眠压力是指我们的身体对睡眠的需求，而且在通常情况下它负责让我们在夜间产生睡意。早上精神焕发地醒来时，你的睡眠压力就处于最低值，一天下来，睡眠压力会逐渐攀升，到凌晨达到峰值。昼夜节律可以调节你的思维机敏水平。通常情况下，在大约早上 8 点和晚上 8 点的时候思维机敏水平达到峰值，下午刚过的时候会有所下降，随后会逐渐攀升直至午夜。

昼夜节律和睡眠压力周期彼此独立。通常情况下，两者是同步的：上床睡觉的时候，昼夜节律处于低谷，睡眠压力处于高位；睡醒的时候，昼夜节律加速上升，而睡眠压力较低。但是，这种同步也可能因时差、上夜班或不规律的工作安排而消失。

这两个周期的同时作用决定了你处于什么样的睡眠阶段。睡眠压力大的时候，你的身体需要更多的慢波睡眠。这就解释了为什么在晚上睡觉的时候，睡眠的第一个阶段是深度的、修复性的慢波睡眠。随着夜晚时间慢慢流逝，睡眠压力得以缓解，对慢波睡眠的需求就逐渐降低。到了半夜，昼夜节律触底反弹，此时，你进入快速眼动睡眠。醒来之前，你的大脑已经持续活跃好几个小时了。

梅德尼克发现，我们可以运用睡眠压力、昼夜节律和睡眠类型之间关系的相关知识来量身打造适合自己的午睡。早上起床后大约 6 个小时，你身体的昼夜节律开始下降，有可能开始感觉到瞌睡。如果你忙了一早上，吃过午饭后更是如此。此时（比如下午 1 点），20 分钟恢复精力的小睡足以让大脑重现活力，而不再感觉昏昏沉沉。短暂的小憩之后醒来，你的思维会变得异常敏捷，并能立刻重新投入工作。如果你把午睡时间延长到一个小时，昼夜节律和睡眠压力之间的平衡会使你的午睡在快速眼动睡眠和慢波睡眠间达到平衡。另一方面来讲，如果午睡的时间提前一个小时，就是在早上醒来 5 个小时之后，这种平衡就会截然不同——快速眼动睡眠更多，而慢波睡眠较少。这样睡午觉可以激发创造力——你有可能做梦，更有可能让你的潜意识投身到你最近做的工作中。如果把午睡时间推迟一个小时，就是在你早上醒来的 7 个小时之后，这时你的身体需要更多的休息，一个小时的午睡中更多时间是慢波睡眠，这有助于更好地恢复你的身体机能，而不是激发创造力。

这些差异不是很显著：没有任何一种午睡只包含睡眠的某一个阶段，睡个午觉也不会神奇地把你变成爱因斯坦。需要指出的一点是，爱因斯坦的午睡可是非常有规律的。同样还有一点需要记住，在实验室里对记忆力、认知和创造力的研究与现实世界中的创造力和工作有很大不同。几乎没有人从事的工作是只需要记住一串串的数字或者图片，或是想象胶带的不常见用途。但是，正如玛丽莉·奥佩佐对散步和创造力的关系去做研究一样，萨拉·梅德尼克对午睡的研究有助于解释在整个历史长河中，为什么有那么多热衷于工作、沉醉于工作、一心求胜的人会在中午停下手里的工作去睡个觉，也有助于解释为什么他们能从中受益。不管政治家还是诗人，不管是极富创造力、多产高效的人还是那些在农场从事体力劳动的人，都喜欢在午饭后睡一小时。如果你正常睡眠，那么你的午睡就会达到快速眼动睡眠和慢波睡眠的平衡。当然，任何午睡都会给你带来益处——创造性的工作既需要脑力也需要体力，因此一个恢复体力的午睡和一个激发创造力的午睡一样有益处。任何一种睡眠都不是浪费时间。

很多积极进取、富有创造力的人都发现午睡能帮助他们恢复精力，有少数人能利用午睡来触发深刻见解。这样的人寥寥无几，但值得我们了解一下他们是怎样午睡的，看看他们都声称从午睡中收获了什么。

埃德加·爱伦·坡说，他在文学创作实践上能够取得进步，就在于他能让自己处于一种似睡非睡的状态，能够"拉长从这种似睡非睡的边缘状态到入睡状态的间隔时间"，达到一种"身体和精神都处于最佳状态、似睡非睡与梦境世界的边缘相融合的境地"。法国超现实主义诗人安德烈·布勒东事业上的突破可以追溯到 1919 年。那时候，"一个人独处，就在快要睡着的时候"，他的脑子里开始形成"各种差不多完整的、能被大脑感知的句子，而且并没有发现意志努力在这个过程中有任何参与的痕迹（即便一丝不苟地分析也无法发现）"。科幻小说家威廉·吉布森说："午睡对于我的创作过程来讲是必不可少的。不是做梦，而是临近睡着，似睡非睡的状态。"这些作家都能做到停留在似睡非睡的状态，也就是清醒和睡着之间的过渡阶段。

但最热衷于此并最能系统地利用午睡收获创意的人是西班牙画家萨尔瓦多·达利。他在 1948 年出版的《魔幻技艺的 50 个秘密》一书中描述了他自己的方法。在这本书中，达利的大部分建议，正如你能想到的那样，都是超现实主义的。贝多芬获得灵感的方法是早上煮咖啡的时候数正好 60 粒咖啡豆，这可比不了达利传授的通过茴香煮海鲈鱼眼珠子获取灵感。观察"一个适当的充气装置"给鱼的眼球"逐渐加压"能让你灵感迸发，这听起来有点毛骨悚然。达利关于如何午睡、如何利用午睡激发创造力的建议才是我们感兴趣的，也更具实用性。潜意识里的一片混乱会让人做梦，但是达利发现，我们可以系统性地对其加以利用。跟其他搞创作的人一样，达利出人意料地以一种井然有序的方式获得灵感。

达利认为，真正的绘画工作是在画家睡觉的时候进行的，特别是在开始创作一幅新作品前的几个晚上。他力劝读者们不要把这种睡眠看成"什么都不做，什么都不管"。他说，相反，"就是在这个睡眠期间，你才能在灵魂深处不经意间解决一些微妙的、复杂的技术问题，而在你清醒的状态下，是不可能人为解决的"。正是在梦境中，"你大部分的工作（也就是睡眠）已经完成"。用格雷厄姆·沃拉斯的话来讲，艺术家打算画一幅作品，开始勾勒草图并盯着画布看的时候，准备和酝酿的阶段已然完成。他在梦境中得到了灵感的启迪，但是收获的成果却被锁在梦境中。

打开梦境的钥匙就是要学会在工作的时候获取这些思想，使潜意识里已经完成但我们每日清醒的时候无法获取的成果浮出水面，进入意识层面。弗洛伊德告诉超现实主义者，人可以开发一些技能来回忆和获取梦境，而且有很多这样的技能发掘潜意识。达利将他获取梦境意象的技能称为"带着钥匙的微睡"。他认为，这些意象就是潜意识造就的思想，仅仅需要他去找回就可以。

沉睡本身是很短暂的。出于两点原因，达利建议，"你午睡的时间一定不要超过一分钟，或不要超过25秒"。午睡的时间过长，"整个下午你都会昏昏欲睡"，使你无法投入工作；"从事繁重体力工作"的劳动者可以好好享受传统的午睡，但是艺术家们就不能那么做。非常短暂的午睡就足以使梦境中的思想浮出水面，而又不至于因为睡得太久而把它们忘记。"在睡着和清醒之间有一条绷紧的看不见的线"，如果在这条线上找到平衡，你就既能获取潜意识的创造力，也能获取有意识的记忆。

要做到这一点，达利指导读者们要"在硬椅子上午睡，最好还是西班牙样式的椅子"，把你的手搭在椅子两边，掌心向上。用你左手的大拇指和食指握住一把钥匙。然后，"让宁静安详的午睡慢慢地侵蚀你，你的灵魂像茴香酒，身体像方糖块，方糖块慢慢被茴香酒浸没"。

当你逐渐睡去，你的手就会放松，钥匙就会掉在地上。钥匙掉在地上，或者地上放置一个金属盘子的声音会让你瞬间醒过来。此刻，你梦中的意象刚刚浮现。我们不用像平常一样费力去记住它们，此刻清醒的状态下很容易就能想起来。

这样的状态只需要几分钟——快要睡着，惊醒，勾勒或者写下钥匙掉到地上前几秒钟浮现的意象，然后再把钥匙捡起来，躺在椅子上——足以让你利用思想的宝库，恢复精力（对于达利来说这是很重要的一个益处，他喜欢丰盛的午餐和香槟），并指引你下午的工作。

根据达利研究专家伯纳德·尤厄尔所说，达利会在这种状态中"畅游"一会儿,"此时,他的想象力会产生大量的意象,当这些意象出现在他的作品中的时候,我们就会发现它们是如此富有吸引力,能引起我们的共鸣,但又难以捉摸"。

到底是怎么回事呢?心理学家把这种介于清醒和睡着之间的时刻称为临睡状态(hypnagogic sleep state),"hypnagogic"一词来自希腊语 hupnos(表示"睡眠")和 agogos(表示"导致")。蒙特利尔大学心理学家米歇尔·卡尔解释说,这就像是快速眼动睡眠——在这两种状态中,"思维不稳定,联想超级活跃",更容易"以新的方式将一些不相干的思想联系起来"。无法抑制意识读取获取无意识的过程和无意识的思想。此时你还没有跨过意识和无意识之间的那道大门。如果你还站在意识的这一边,你就会让意象从你的潜意识里溜走。就在你手里的钥匙掉下前的几秒,思维已经进入一种被达利称为"梦境的辩证法的核心"的状态。

还有重要的一点需要指出来,从达利的下意识中涌出的意象并非完全都是自发的。达利的作品以像梦一样甚至像幻觉一样而著称。因此,大家很容易想到,在突然得到灵感的那一刻,他受到幻象的冲击立即付诸行动,冲到画布前开始作画。但并非如此。达利在准备下一幅作品,思考下一幅画作所产生的"微妙、复杂的技术难题"时,他会用临睡状态来获取他在梦境中头脑里的意象。

埃德加·爱伦·坡也是运用临睡状态的高手。到 1845 年他描述对临睡状态的运用的时候，已经干了半辈子的作家、诗人、评论家和编辑。安德烈·布勒东第一次接触到积极的临睡状态是在他职业生涯的早期，第一次世界大战期间他曾在一家医院的神经病科工作，他运用弗洛伊德的疗法对患有炮弹休克症的士兵进行治疗，同时还兼职写诗。在这之后，临睡状态的出现就绝非偶然了。对这三个人来说，临睡状态中意象的出现就正好是在格雷厄姆·沃拉斯所说的一段时间的准备期之后。

利用临睡状态跟踪记录潜意识并重新获得潜意识中产生的思想，这种想法非常具有吸引力。如果你想尝试，但又没有自己的工作室，蒙特利尔大学教授托尔·尼尔森的建议是将其稍微修改一下，就可以在桌前完成。他提出了端坐午睡（Upright Napping Procedure）的方法，即当你感到瞌睡的时候，不要强撑；相反，闭上双眼、放松、顺其自然。经过练习，开始打瞌睡的时候，身体做出的不由自主的动作能预防你睡得过久，及时将你唤醒，让你记录下你睡着时脑子里出现的东西。

这不像达利的方法那样古怪，也更适合在办公室使用：总是不断地让钥匙掉到地上的响声可能会让你的同事不满。但是，正如达利警告读者们所说的，这种方法不是天生就会的。"要学会画家的微睡，实际上需要长时间的训练才行。"梦境让我们可以接触到无意识最深处那些难以驾驭、富有创造力的东西，但是做梦——至少说像艺术家那样做梦，是需要花时间学习才能掌握的。

在当今很多地方，午睡不受待见。午睡成了小孩子在幼儿园才做的事情，而不是大人的事，对于所有的领导者和认真的人来说最不应该睡午觉。如今的世界和经济发展已不再受空间和时间限制，全球经济一周7天、每天24小时不停歇地运转，使我们觉得必须（或有压力）忽视我们的生物钟连续工作，即便当我们的身体渴求休息的时候也不能停下来。午睡是恢复精力、恢复注意力的强有力武器。我们甚至要学会为自己量身打造午睡，由此提升我们的创造力，为身体带来更多益处，探索那些介于清醒和梦境间的思想。在国家最绝望的时刻，在感到国家命运和文明岌岌可危的时刻，连丘吉尔都要腾出时间午睡。我们不禁要问："我们的生活、我们的工作，难道比丘吉尔的还要紧迫吗？"

05
在恰当的时间停下手头的工作

当你对下一步工作了如指掌的时候，就得停下来。
如果你每天坚持，那就绝不会为工作所困。
在第二天开始写作之前，你不要去想或者担心它。
这样做，你的潜意识会一直致力于工作。
但如果你有意去想或担心它，那么在你重新开始之前，
工作进展会被破坏，你的脑子也会变得疲惫不堪。

——欧内斯特·海明威

刻意休息的一种方式就是在恰当的时间停下手头的工作：看看你下一步要做什么，但是将其留到第二天再做。这看起来有悖直觉，但却非常有效。欧内斯特·海明威就是提倡这种做法的知名人物，而且很多知名作家都听从了他的建议，"当你对下一步工作了如指掌的时候，就得停下来"。当你能看到下一步的工作，或者还有些干劲儿的时候，停下来，这样第二天在开始

的时候就会容易很多。这样你的进度更稳定，从长远来看，有助于你更加高效。即使在你做其他事情的时候，这好像也能诱使你的潜意识继续思考你的工作。

电影编剧艾伦·伯恩斯说，"我的原则就是在我得心应手的时候停下来"。他的优秀作品包括《明斯特一家》和《玛丽·泰勒·摩尔秀》。他在从事广告业的时候，就打造了嘎吱嘎吱船长牌的麦片广告。《广告狂人》系列剧的制作人马修·维纳说，伯恩斯"做事做到一半，而且干得不错、知道下一步该做什么的时候"，会停下来；那样，"第二天他回来工作的时候，能很快上手"。很多作家都这么做，这样，第二天他们仍能保持状态。罗尔德·达尔说，他总是刻意安排，不把事情干完，这样第二天早上再工作的时候，"就绝不会脑子里一片空白"。萨尔曼·鲁西迪说："停下一天的工作，我脑子里得有个印象，第二天早上从什么地方重新开始。"马里奥·巴尔加斯·略萨总会"留下几行不打出来"，这样第二天一开始的工作"就像是热身一样"。甚至是剑桥大学数学家约翰·李特尔伍德也注意到，"在一天工作快要结束的时候，我们本能的想法就是要赶紧完成手里的工作"，但更为明智的做法是"做到一半的时候停下来"，因为这样，第二天早上开始的时候，通过重温"头一天没做完的工作"，会更容易展开新一天的工作。

从长远来看，刻意地停下工作会让你更高效。很多作家在创作生涯刚开始的时候都认为，最出色的工作是趁着灵感的爆发完成的，结果他们发现如果调整工作节奏，反而可以更出色地完成更多的工作。科幻作家尼尔·斯蒂芬森在他职业生涯早期曾经认为，一个优秀的作家就该整天写作，但是在几年的时间都浪费于"糟糕的、支离破碎的"一本书之后，他开始尝试一种更规律的方法，学会在思考中停下来，这样做，"第二天早上有些东西就还在缓冲区，等着你把它写下来"，后来，他很快完成了《佐迪亚克》的创作。约翰·迈克菲年轻时，会坐在打字机旁创作直到半夜，但是他逐渐地意识到，第二天他会为此付出沉重的代价：他的总体效率在下降。他说，"一个句子，如果想到了一半，我会很兴奋，知道一切进展顺利"，此时，"我就起身回家"。掌握好速度和节奏对完成一项复杂工程而言很重要，这对长跑运动员和作家来讲是一样的。就如同村上春树（他也跑马拉松）说的那样，创作是漫长的马拉松，不是短距离的冲刺。他说，不管是在赛跑中还是在写作中，"一旦你设定好速度或节奏，剩下的事情就都顺理成章了"，"问题在于你要设定好飞轮的转速——这个速度值的设定需要尽你所能集中精力和努力付出"。作为一名作家，最可靠的做法就是"每天当你感觉还能继续写的时候停下来。如果你这么做，第二天的工作进展会出人意料地顺利"。对于斯蒂芬森、迈克菲和村上春树来讲，长时间全心全意投身于工作不是问题，问题在于怎么样把可能出现的破坏转化成可持续的创作动力的源泉。

海明威建议大家在一天的工作中留下一点儿，对此他有自己的见解。他说，如果你在写到一半的时候停下来，"那样的话，你的潜意识一直都在致力于工作。但如果你刻意地去想它或担心它，那么在你重新开始之前，工作进展会被破坏，你的脑子也会变得疲惫不堪"。海明威的直觉告诉他，如果放飞潜意识，给它空暇，从长远来看，工作会更出色。如果他用一个还没有完全想好的点子来诱使潜意识工作，那么潜意识的表现也会更出色。约翰·勒卡雷说，全职创作之后，"想到好点子的时候，我就去睡觉，醒来的时候发现问题已经得到解决或者有了很大改进"。

默认网络模式和心智游移的发现证明了海明威的直觉是有根据的，不用他介入，他的潜意识也在继续工作。实际上，自格雷厄姆·沃拉斯首次提出在创造性工作过程中酝酿期的重要性后，心理学家们就试图弄清楚为什么休息会有助于洞察力的提升。不管是研究富有创造力的人的记忆力，还是测验休息对于人们在发散思维测验中成绩的影响，他们都发现，休息能持续地为提升创造性思维提供动力。长久以来，人们一直无法参透其原因。亨利·庞加莱精辟地总结出两种相互矛盾的观点。他写道："或许可以这样说，有意识的工作更富有成效，是因为休息让思维恢复了活力和朝气，更有可能是因为休息时充满了各种无意识的工作。"沃拉斯之后，一些心理学家指出，正是休息赋予了潜意识时间来工作。其他的心理学家则认为，休息仅仅是让大脑有机会恢复刚刚消耗的精力，就像休息能让运动员喘口气一样。但是关于大脑休息状态和默认网络模式的研究对休息可以恢复精力这种说法提出了质疑。即使在走神儿的时候，你的大脑所消耗的精力也只比你集中精力完成一项艰巨工作的时候少 5 到 10 个百分点而已。

这就表明，休息带来的创造性方面的益处更有可能是活跃的潜意识过程的产物。悉尼大学心理研究中心的研究者们进行了一系列实验，对此问题进行了研究。在其中一项实验中，他们要求 90 名学生尽可能多地想出一张纸的新颖用途。第一组学生连续思考 4 分钟。第二组学生先思考两分钟，然后花五分钟让他们做另外一项类似的测验，之后再花两分钟来继续思考纸张的用途（学生没想到会让他们这么做）。最后一组，先思考两分钟，接下来五分钟做些完全不相干的事，再花两分钟思考纸张的用途。

三组学生在前两分钟里都想出了平均 14 个纸张的新颖用途，

在后两分钟里想到的都较少。令人感到吃惊的不是这点。有趣的是，前两组学生在第二个两分钟的时间里想出了大约 7 个答案，但是第三组，也就是中间有 5 分钟切换到其他事情的那组，他们的成绩优于前两组——在第二个两分钟的时间里想出了约 10 个答案。这项实验表明，"在中断的过程中如果做另外一件完全不相干的事，比起做类似的事或者没有中断，更有助于想出新点子"。发散思维测验成绩的提升不是因为大脑有机会来充电恢复，而是因为大脑能够切换到其他不同的工作。这些研究成果使体力恢复理论的观点显得站不住脚。

研究者们接下来又提出了一个问题：极富创造力的人的大脑从休息中获得的益处会比普通人的大脑获得的更多吗？他们推断，如果酝酿期是创作过程中至关重要的一个阶段，而休息又为酝酿期提供了时间，那么富有创造力的人或许就会从休息中获得更大的提升。在他们的研究中，受试者首先做了一个两分钟的发散思维测验，然后再用五分钟解数学难题，之后再花两分钟继续完成发散思维测验。这次，一半的实验参与者知道他们会接受两次发散思维测验，另外一半的参与者则不知情。这样，研究者们就可以测验受试者是否知晓他们会回到之前的测试，对他们潜意识里继续思考一块砖的妙用的投入程度会产生怎样的影响（他们要解的数学题目很难，足以让受试者不会有意去想之前的发散思维测验，而且这些参与者还被告知，他们的成绩的评判依据的是数学测验，因此他们有动机把精力集中到数学题目上）。

对结果进行分析，把间断前和间断后的分数进行对比后他们发现，第二次测试的分数都得到了提升。暂停让每个人都受益了。研究者们几十年来一直预期会看到这样一种提升，而这一结果正好打消了他们的疑虑。但他们同时还发现，"知情组"，也就是知道解完数学题后还要第二次测验的人，和"不知情组"，也就是不知道解完数学题后实验还得继续的人相比，前者的成绩要比后者的成绩好得多。知道还要接受第二次测验对潜意识而言是一种刺激。

该研究还揭示了一个更有意思的现象：知情状态下的人提出了更多创新的答案，他们从间断中获取的补给比其他受试者要多。换句话说，和那些创造力表现稍差的人相比，他们的潜意识工作更努力。这就意味着，和普通人相比，"富有创造力的人能更好地利用无意识的过程"，而且，"当能预见到接下来的工作的时候，无意识过程的激发效果极佳"。

悉尼大学研究小组的研究证明，海明威的方法是有效的，说得更通俗点，也就是为什么遵循工作计划能为灵感的迸发铺平道路，也就是毕加索所说的，为什么灵感得知道你在工作。

写到一半停笔会让你在重新开始写作的时候更容易找到写作的节奏。以几句简单的对白开始，而不是一开始就写陌生的、不熟悉的情节，这有助于海明威在早上很快就能上手。让你的脑子反复地思考这个没写完的句子会让你进入知情的状态。你知道第二天你得接上，完成此句，然后继续。不管意识到与否，你思维的某个部分正写着下一句、下一段；在你不知情的情况下，不断思考、不断筛选千百种的情节转折；当然还有其他很多工作。不管怎么样，思维都是这样在运转；我们的大脑一直在记住并考虑是否还有其他思路，也一直在思考未来，而且我们只有在某些时候才能意识到这一点（比如，我们在幻想的时候，或者我们想读课文，却意识到脑子里想的是上个假期的时候）。给自己创造一种知情的状态会让大脑更警觉。你的大脑会提醒你明天早上要继续今天未完成的工作，接下来的工作能更好地进行下去。

作家、前职业板球运动员艾德·史密斯将他的创作生涯和之前做运动员的经历做了类比。当他一天努力训练四小时（四小时分成两个时间段，就像柏林音乐学院学小提琴的学生一样），并且非常清楚地知道什么时候该停止训练的时候，他的竞技水平达到巅峰状态。他写道，作为一名运动员，"在恰当的时候停止训练是自律的一种重要形式，这和'投入时间''全力以赴'

一样重要"。他认为创造性工作同样也是如此。我们以为，连续埋头苦干就能带来好成绩，那些忙得不可开交的人的效率更高。即便劳累过度而导致效率低下，在当今的职场也备受推崇，而即使一天工作四小时更富成效，也会被看成"卑劣的懒惰"。

但是，靠赶时间是无法出色地完成一份工作的。在一个重要的时间点停下来，第二天接着干，这样你才更有可能把工作做好。学会在恰当的时间停下来会促使你采用一种更稳定、可持续性更强的方法来工作，而不是牺牲创造力，或者把自己逼到绝境。正如我们规划一个没有干扰的早晨，养成一种日常惯例以便为集中精力的工作和充分的休息创造空间，利用散步和午睡来恢复我们的创造力并促进灵感迸发一样，在恰当的时间停下来也要求你充分地理解工作的要求，要学会监控你的精力水平和注意力，还要理解在创造性的事业中、在富有创造性的生活中，集中精力和"心不在焉"是如何相辅相成的。

06
睡眠中的大脑重塑与精准打盹

如果睡眠没用，那这就是进化最大的错误了。

——艾伦·赫特夏芬

　　睡眠是刻意休息最早的形式。长期以来，我们都把睡眠仅仅看作休止时间，此时，我们的思维和身体都处于关闭状态。自 20 世纪 30 年代以来，睡眠科学家们把电极连接到睡眠者的头皮上，测量他们无意识的动作，甚至阻止他们做梦，并测量睡眠对其思维状态的影响。研究者发现，睡眠并不如我们想象（或感觉）的那样是一种消极的状态。睡觉时，人类的大脑正忙着整合记忆，修复生理损伤，产生梦境。大多数情况下，人们对此一无所知，但是它确实在你的一生当中经常发生。而且人的生命也依赖于此。缺乏睡眠会对你产生直接影响，让你无法集中注意力，无法做出正确的判断，无法在压力之下还能有良好表现，并且也会让你失去创造力。长期缺乏睡眠不仅会危害你的心理健康，还会危害你的生理健康。考虑到人类睡觉的时间那么多，大量的活动被进化囊括其中也就不足为奇了。

　　睡眠完全是与生俱来的，当然你得有大脑。植物和细菌都遵循昼夜节律，在一天当中的某个时间变得很活跃，在其他时间则不然。即使是诸如蓝藻那样生命周期不足 24 小时的微生物，也遵循部分的昼夜节律。为了避开寒冬并保存能量，生长在温暖气候下的植物到冬天就休眠了。其实，植物和细菌并不睡觉，但昆虫会。实际上，有些睡眠科学家正在研究黑腹果蝇的基因突变，这种果蝇在 100 多年以来都是遗传学研究的主要对象（但是，请记住一点，在地球上有数以百万计的物种，而且科学家已经命名的只是一小部分而已。根据 2011 年的一项估计，科学家只命名了 870 万个物种中的 120 万个而已。真正研究的只是这一小部分中的一点点，而对其睡眠的研究则更是少之又少）。

　　所有的哺乳动物都会睡觉，但是个中差异巨大。总的来说，食肉动物的睡眠时间要比杂食动物多，杂食动物的睡眠时间又比食草动物多。在食草动物当中，睡眠时间也有巨大差异：大象每晚需要大约 4 小时的睡眠，而犰狳每天需要睡 20 小时。它们的睡眠模式也极为不同：啮齿类动物整个白天和夜间都在断断续续地睡觉，而灵长类动物睡觉的时间更长、更连续。睡眠如此重要，有些动物养成了一些了不起的策略，即使在睡觉时也不会受到伤害。海豚和鲸生活在浩瀚的大海中，必须经常浮出水面来呼吸，它们变成了半脑睡眠的动物：一半大脑处于睡眠状态的同时，另一半保持清醒状态，这样它们就能继续游动并能对威胁做出反应。海狗在水里时是半脑睡眠，而到了陆地上，它们又变成了双脑睡眠。在灵长类动物中，人类的睡眠时间算是比较少的。夜行灵长类动物的睡眠时间比人类要多得多。比如三道纹夜猴一天睡觉的时间达到 17 小时，这比普通人睡眠时间的两倍还要多。猕猴睡觉的时间为 9 到 14 小时，狒狒睡觉的时间为 9 到 11 小时，而黑猩猩睡觉的时间约为 10 小时。相较之下，人类的平均睡眠时间约为 7 小时，但人类的睡眠更踏实、更有效。

我们把一晚良好的睡眠当作摆脱忙碌生活的一种方式，在此期间，我们切断了和现实之间的联系。有趣的是，睡眠虽然很平静，但我们的大脑并没有真正关闭。实际上，我们的大脑最忙碌（我们不知道而已），我们往往醒来会感到精力充沛，最大限度地从睡眠中受益。白天，我们的身体主要忙于维持生命的运转，为生命活动和认知提供能量。睡觉的时候，身体切换到保养模式，致力于存储能量，修复和替换受损的细胞，不断成长，而我们的大脑则在清除毒素，处理白天的经历，有时候还致力于解决我们清醒时萦绕在脑子里的问题。整个晚上，这项工作并非一直在进行，而只有当我们睡得很深的时候，大脑才会聚精会神地投入这项工作。

一晚的睡眠看似连续，但实际上睡眠期间，我们的大脑经历了 5 个不同的阶段。当我们从第一阶段，也就是最早和睡眠最轻的阶段，到第二阶段的时候，脑电波会发生变化（比如上课时迷糊了一下，你就处于睡眠的第一阶段）。大约 15 分钟后，脑电波又发生变化：在前两个阶段活力小爆发的基础上又出现了频率更低的 δ 波。这种活力的小爆发名字很好听，叫作纺锤波和棘波。这就标志着第三阶段的到来，也标志着今晚你首次进入深度睡眠（斯坦福大学睡眠研究先驱威廉·迪蒙特几十年来一直致力于脑电波的研究，他把睡眠第一阶段和第二阶段比作拍打沙滩的波浪，而把睡眠第三阶段比作减弱的浪涌）。几分钟过后，第一阶段和第二阶段的脑电波完全消失，δ 波加深，我们进入睡眠最深的阶段，即第四阶段，或叫慢波睡眠。最后，当进入快速眼动睡眠的时候，我们会移动肢体，翻身，眼球快速转动。我们意识不到这些动作，但是这些动作却反映出大脑活跃程度更高——我们大部分的梦就发生在快速眼动睡眠期间。

如果说工作和休息之间的交替循环决定着我们的日常生活，

并且通过努力工作和刻意休息来提高我们的生活质量，那么最好的睡眠就是活跃的快速眼动睡眠和不那么活跃的慢波睡眠。就是在这两个阶段，我们的大脑得到发育和修复，对记忆进行整合，并产生梦境。

在睡眠的第四个阶段，我们的身体释放出一种生长激素，被称为生长激素释放激素（GHRH）。生长激素释放激素有助于在细胞层面修复创伤，抗击感染。它刺激对细胞的修复和替代细胞的生长，并且，如果是儿童和青少年，它还能产生身体成长所需的新细胞。生长激素释放激素也能引发睡意。身体发育快的青少年之所以需要这么多睡眠，原因之一就在于他们的生长激素释放激素水平比他们的父母或爷爷奶奶要高，而且，实验已证实生长激素释放激素有助于帮助那些有睡眠问题的人获得良好的睡眠。相反，如果缺乏睡眠，就会抑制细胞的修复和生长。有证据表明，长期睡眠不足会抑制发育。

多亏了在深度睡眠期间所产生的生长激素释放激素，我们的身体才能生长。我们的大脑变得更复杂，则是因为在快速眼动睡眠期间所发生的一系列生化过程。少突胶质前体细胞（OPC）会产生髓磷脂——一种覆盖在神经轴突上起保护作用的脂肪，对神经的正常运转起着至关重要的作用（在婴儿和儿童的大脑中，少突胶质前体细胞所产生的髓磷脂有助于解释为什么他们做事都很聪明，而在青少年大脑前额皮层的髓磷脂不足，也就解释了为什么他们往往会干些蠢事）。我们睡觉的时候，少突胶质前体细胞正忙得不可开交——生产髓磷脂，当大脑进入快速眼动睡眠后，这些细胞变得额外高效。当我们清醒的时候，少突胶质前体细胞还会产生其他有用的化学物质，如同麦肯·尼德佳德主持的罗切斯特大学医学中心的一项研究发现的，现在看起来好像我们的大脑要么"清醒的时候保持意识"，要么"睡觉的时候进行清扫"，但两者不能同时进行。

麦肯·尼德佳德的实验室团队研究了睡眠在身体清除毒素的过程中所起的作用。就像我们身体的其他部分一样，大脑在工作的时候也会产生废物。2013 年，尼德佳德的团队揭示了老鼠的大脑是如何清除这些有毒物质的。大脑浮在脑脊液中的一个垫子上，就像地球的大部分都是被水覆盖一样。长久以来，人们都认为，脑脊液的作用是起缓冲撞击的保护作用，但尼德佳德和她的团队推断，脑脊液还有其他作用。

他们首先在老鼠的脑脊液里注射径迹染料，然后观察老鼠在醒着的时候和睡觉的时候脑脊液是如何循环的。老鼠清醒的时候，脑脊液几乎没有流动；但是，一旦老鼠睡着，脑脊液就开始忙碌起来。研究者跟踪脑脊液的流动，发现它在沿着大脑里支撑血管的通道流动（有点类似于铺设在沟里的线缆）。

但为什么只有在老鼠睡着的时候脑脊液才开始流动呢？说起大脑，我们想到的就是神经元和突触，也就是那些负责认知活动的细胞和连接体。但是，大脑的大部分实际上是由另外一种不同的细胞组成的，也就是神经胶质细胞。人们通常认为这些细胞的作用是像脚手架或绝缘体一样固定神经元，保护神经元不受损伤，但是最近，研究者已经证明神经胶质细胞在管理大脑方面还发挥着更大的作用——尼德佳德的实验室实际上叫作神经胶质细胞疾病及疗法部。当神经元和突触忙着处理记忆与认知的时候，神经胶质细胞正忙着处理大脑中的化学变化和神经信号的传播，并用髓磷脂将神经轴突包裹起来，这有助于加速脑电信号的传播。如果说神经元和突触是大脑中的创新工作者，那么神经胶质细胞就是间一流的办公室，配备有白板和小厨房，奇迹般地创造出供给能量的各式饮料和蛋白棒。

　　正如尼德佳德和她的实验室团队之前发现的那样，神经胶质细胞同样也有助于修复大脑损伤。神经胶质细胞中有一种叫作星形胶质细胞的细胞，它在受损区域增长，引导血液和营养物质的流动，清除垃圾，阻隔细菌并刺激神经元的再生。神经胶质细胞在我们睡眠期间仍然在工作：尼德佳德的团队在测量老鼠大脑内神经胶质细胞容量的时候发现其容量会萎缩，这就增大了流动通道，赋予脑脊液更大的流动空间。是什么向神经胶质细胞发出该工作的信号呢？是去甲肾上腺素。这是一种好像可以提升警觉度的激素，我们已知它可以增大类淋巴系统，也称为神经胶质细胞系统。老鼠睡觉的时候，去甲肾上腺素水平降低，这就可以使神经胶质细胞萎缩。

最后，尼德佳德的团队还检测了神经胶质细胞清除 β 淀粉样蛋白的能力。在阿尔茨海默病患者的大脑中会出现高浓度的 β 淀粉样蛋白。20 世纪 90 年代早期，哈佛大学医学院神经学家丹尼斯·塞科指出， β 淀粉样蛋白的增加干扰了大脑的正常运转，而且用准确的科学术语来说，就是"在大脑中负责记忆和认知的区域， β 淀粉样蛋白的缓慢积聚（A β ）是阿尔茨海默病早期征兆的沉淀剂"。如果这种理论正确（尽管 β 淀粉样蛋白的存在早已众所周知，但它的累积是如何引发阿尔茨海默病的一些具体细节仍是未解之谜），那么一些有助于我们身体清除 β 淀粉样蛋白的治疗方法就能降低患上老年痴呆的风险。尼德佳德的研究团队将一种可以进行追踪的 β 淀粉样蛋白注射到老鼠的大脑，他们发现，老鼠睡觉的时候，其大脑清除毒素的速度是那些醒着的老鼠的两倍。

同样，通过了解睡眠不足造成的影响，你也可以估量睡眠的重要性。关于缺乏睡眠对态势感知、决策能力，以及领悟和执行命令的影响，军方做了大范围研究。从古至今，为了完成任务和保护战友，战士们都愿意放弃睡眠、牺牲舒适的条件，并将这看作男子汉刚毅和自我牺牲的标志。在现代军事中，指挥官认为，缺乏睡眠，就像是战争中有伤亡一样不可避免，但他们却误认为，训练、纪律、战斗精神，再加上咖啡或者"兴奋剂"就可以让士兵一天在只睡两三个小时的情况下仍能爆发出无穷的战斗力。但是最新的经验表明，特别是在现代，在拥挤不堪、高科技、快节奏的战场上，尽管睡得很不舒服，但睡眠仍然必不可少。

2003 年伊拉克自由行动展开后的前几天，睡眠科学家得以有机会非常清楚地了解到缺乏睡眠对战备状态所产生的影响。伊拉克战争的爆发让科学家能够在战争的环境下对部队士兵进行观察，士兵得应对一场复杂的现代化军事行动的种种复杂情况；尽管敌方对士兵所造成的伤亡较少，但他们却要承受缺乏睡眠所产生的重重压力。在展开地面行动的前几周，很多士兵和陆战队队员每天只能睡几小时，几天过后，疲乏所产生的影响就开始显现：开着悍马和布雷德利战车的士兵在路上睡着了，空勤人员因昼夜不停出击而心力交瘁，哨兵在守卫基地时强打精神保持清醒，雷达操作员和炮兵硬撑着竭尽所能才能区分友军和敌军。

在伊拉克和阿富汗服役的飞行员也遇到了类似的问题。B-2

轰炸机飞行员 [13] 从密苏里州怀特曼空军基地飞到伊拉克需要 36 小时;对阿富汗塔利班藏身的山洞和据点进行轰炸的时候,飞行时间长达 44 小时。在执行任务之后,飞机向南返航飞往印度洋上的空军基地迪戈加西亚,降落、补给燃料,然后再返航,又得花费 30 小时。在 2004 年一项对得克萨斯州伦道夫空军基地的飞行员和领航员进行的调查中,空军 F-15 战机武器系统官玛丽·梅尔菲发现,"在整个美国空军,飞行员执勤时",睡眠不足和随意地打瞌睡非常普遍,这都得"归因于"执行任务时间长、计划安排不周密以及昼夜节律颠倒。军官们说,困乏已经影响他们对态势的感知,减缓了他们的反应速度,导致流程错误,或者健忘。在夜间行动或者远距离平顺飞行的时候,升空后很多飞行员都会打瞌睡,或者长途奔袭快到目的地的时候,他们得强打精神才能赶走困意。

实际上,在战争开始后的第一周,美军和英军的伤亡 64% 都来自意外或者误伤,在这些伤亡事件中,困乏就是原因之一(相比而言,越南战争中伤亡人数 81% 来自战斗,而非疾病、意外或者其他原因;在朝鲜战争和第二次世界大战中,死于战斗的人数分别达 91% 和 72%)。

其他一系列研究测量了倒班对医生和护士的表现及认知能力的影响。已经有充分的证据表明上夜班存在负面影响,但如

科学休息——迅速恢复精力的高效休息法

果说，医务人员上夜班就变成了训练有素的"行尸走肉"，也言过其实。2014 年一项对丹麦外科医生的调查发现，尽管夜班影响到了他们的昼夜节律，但医生们也有自己的策略来弥补睡眠的不足：经过多年的工作，高级医师已经学会如何应对倒班带来的挑战，从而比那些实习医生更出色地完成工作。2015 年在全美医院对分别在白天和夜间接受剖腹检查（切开腹壁检查内脏器官的手术）的病人进行的一项对比研究显示，病人的死亡率并没有出现明显的差异。然而，剖腹检查是一种很安全的手术，就连普通外科医生都能做，从这个研究中无法看出他们能否出色地完成复杂的急救手术。但是，2008 年在新西兰进行的一项对麻醉科实习医生和麻醉医师的研究发现，上几周的夜班，或者在日常值班之余还要随叫随到，在精神运动警觉实验中的成绩会有所下降。不仅如此，如果一晚的睡眠时间只少了不到一小时，睡眠不足所造成的测试成绩下降比那些在睡眠实验室测试的对照组要大得多。这表明，实验室的研究可能低估了睡眠不足的影响，在现实生活中，各种决策、接送孩子、正常的生活所带来的额外压力使得睡眠不足的影响成倍放大。同样，在沙特阿拉伯、中国台湾和美国对上夜班的护士所进行的研究都发现，随着睡眠质量的下降，压力水平攀升，认知能力下降。

睡眠不足不仅会侵蚀你的反应能力、决策能力和学习能力，还对身体健康有害。睡眠不足降低了你的免疫力，削弱了你抵御感染的能力。上夜班让你得放弃你的睡眠模式，这就扰乱了你的生物钟，从而导致睡眠不足。白天睡觉或者晚上暴露于人造光线之下，你的身体用来调节昼夜节律的常见信号，比如阳光和黑暗、冷和热的感知，都失效了。倒班的工人患溃疡、心血管疾病和乳腺癌的概率更高。有些连续几个月或长年上夜班的人睡眠较少——大约每晚少一个小时，但长期来看，他们患上高血压、肥胖症、糖尿病和其他疾病的概率更高。

　　科学家们同样发现睡眠不足和痴呆之间有关联。REM 睡眠行为障碍可能是患有帕金森病的病人产生幻觉和痴呆的先兆，或者是多系统萎缩和路易体痴呆的先兆。患上 REM 睡眠行为障碍，患者会在睡觉时把梦中的情景变成现实（有时候甚至会毁坏身边的物品，自残或者袭击配偶——REM 睡眠行为障碍的梦境有可能充满暴力）。阿尔茨海默病患者的睡眠障碍和认知障碍及功能障碍之间有高度相关性：阿尔茨海默病患者在该病的初期阶段睡眠很正常，但是随着疾病的发展、记忆力和其他认知功能的衰退，他们变得越来越容易在半夜就醒来，因此他们在第四阶段深度睡眠和快速眼动睡眠上的时间减少。睡眠质量的下降是否加速了痴呆的进程，痴呆是否损害了获得良好睡眠的能力，它们之间是否有着共同的背后诱因，这一切还没有完全弄清楚。但是睡眠科学家认为，改善睡眠至少可以减缓认知能力的衰退，而且有证据表明，中年时期良好的睡眠能预防在晚年患上痴呆。当然，在任何年龄段，糟糕的睡眠都会影响认知能力，但是快速眼动睡眠期被打断或者不正常，这和痴呆之间的相关性就又表明了健康的大脑会运用快速眼动睡眠来保持健康运转。

研究证实了睡眠不足所带来的后果，因而一些高强度的公司也开始尝试某些方法来帮助员工有更多时间休息，避免睡眠不足带来的糟糕影响。研究发现，倒班的人如果有计划地午休，这将有助于缓解倒班和上夜班所固有的一些问题（可惜的是，无法根除）。例如，2006 年一项对巴西一家医院里上夜班护士的研究发现，在他们值班期间如果能够睡一小会儿，这将有助于他们应对整晚工作带来的压力（如果这是他们第二份工作的情况下更是如此，做两份工作在巴西很普遍），而且也有助于他们下班后恢复（也就是，能够好好休息，也不再想工作的事情）。

同样，美国军方也开始意识到睡眠不足不是简简单单靠意志力就能克服的事情，他们也开始慢慢接受"战略性午睡"是一种解决困乏的有效方式。（当然得是"战略性的"，要不然怎么体现和三岁孩子在学前班的小垫子上睡觉不一样呢？）在夜间行动前的"预防性"午睡的效果和"反复服用150毫克剂量的咖啡因"（或者，说得通俗点，喝很多杯12盎司的咖啡）是一样的。"行动中"打会儿瞌睡可以暂时恢复认知能力和反应能力。总的来说，飞行一段时间后打瞌睡比刚刚起飞就打瞌睡恢复作用更好，只要睡后迟钝（就是有时候你睡醒后的迟钝状态）不影响完成着陆。入眠时间的长短也同样影响到打瞌睡的休息效果，醒来后需要多少时间才能头脑清醒也会影响你怎样摆脱这种睡后迟钝。

在床铺上躺一会儿或者端坐于飞机座舱打会儿盹无法替代一晚良好的睡眠，但即便是短暂地睡一会儿也有惊人的恢复效果。20世纪90年代早期，美国宇航局阿姆斯研究中心的科学家马克·罗斯肯德研究了战略性午睡对正飞越太平洋的波音747乘务员所产生的影响。飞越太平洋的航班是民航飞行员飞行的最长航线之一：从洛杉矶起飞直达东京需要11小时，而直达香港或者悉尼则要15小时。更糟糕的是，半数航班离开西海岸的时间在半夜到凌晨2点之间，因此，如果这些乘务员适应了加州时间，他们得在后半夜醒来，整晚工作，18小时不眠之后第二天早晨再着陆。当他们落地的时候，身体的昼夜节律却认为该是吃晚饭的时候了，这就使得在下一次飞行前很难获得良好的睡眠。

罗斯肯德想要知道战略性午睡对于乘务员的警觉度和工作表现所产生的影响，因此他让一组飞行员整晚不睡觉，而另一组则有 40 分钟的间歇期可以睡一会儿。他评估了两组飞行员在起飞、警觉性和着陆方面的表现。他发现，那组没有休息的飞行员"夜间飞行表现比白天糟糕，快着陆的时候的表现比刚开始飞行的时候和多航段飞行之后糟糕"。相反，得到休息的那组飞行员在整个飞行过程中，不管在白天还是在夜间，表现都更稳定。

两组飞行员在进近①和着陆期间表现的不同令人印象深刻。这是飞行中最考验技术也是最危险的时刻。乘务员得放下起落架、让飞机减速，然后进入正确的跑道。同时，他们还得注意环境条件——有没有紊流、有没有上升气流和下降气流、有没有下雨或者下雪，还要注意这些条件对最后进近有什么影响。他们还得注意周边情况——机场的上空可比 3.5 万英尺的高空拥挤得多。极有可能疲乏不堪或者受到时差影响的时候，他们还得做到这一切。美国国家航空航天局的研究者调查了 120 起被称为发生在那些没有睡觉的飞行员当中的"和心理嗜睡相关的微事件"，换句话说，当他们进近的时候，放下起落架，放下

---

① 进近（approach），即安排中低空飞机落地顺序。——译者注

襟翼降低飞行速度（但又不能太慢），和空中交通管制人员联络等，乘务员都要竭力保持清醒——平均来看，在进近和着陆期间，他们生理上打瞌睡达 22 次之多。相较而言，另外一组睡过觉的乘务员则非常清醒。

因此，如果你比战斗机飞行员和宇航员身体还好，比他们更冷静，那就忘记午睡吧。你根本不需要。否则，把午睡纳入你的日常惯例或许就非常重要了。

睡眠给了大脑机会来自我修复；同样，睡眠也让大脑有时间处理白天发生的事情，巩固新学的技能。我们睡觉的时候，大脑把白天的记忆重新洗牌，把一些短时记忆转移到长时记忆。视觉任务、大量的情感经历，还有程序记忆（比如像骑自行车那样很难描述的技能）都有可能在快速眼动睡眠期间得到巩固，而陈述性记忆（比如词汇表之类的东西）则是在慢波睡眠期间得到了加强。

20 世纪 90 年代早期，以色列的研究者们就快速眼动睡眠对记忆的影响进行了测试。他们教给两组受试者一个视觉分辨任务。然后，两组人都可以睡觉，第二天再接受测验，并测试他们的成绩。有几个晚上，研究者改变受试者的睡眠状态：在受试者即将进入快速眼动睡眠的时候把他们叫醒；其他晚上则不加干预。他们发现，受试者在正常睡眠之后，成绩有所提高；然而，当快速眼动睡眠被打断的时候，他们的成绩没有提高。其他实验同样发现，失眠会导致人的记忆巩固受到损害。

我们还会做梦。一些最难忘的梦总是栩栩如生、怪诞离奇，但是大部分的梦却更贴近现实、重现过去发生的事情或者回顾需要解决的问题。神经学家基兰·福克斯认为，"梦可以被理解成清醒时走神儿的'加强版'"：都有着相似的主观体验，并且在做梦和走神儿的时候，大脑中活跃的区域也是相同的。当我们在做梦的时候还忙于工作任务的整合和对工作表现进行回顾，这就解释了为什么有些人可以梦见工作。但是，尽管有很多故事都讲到如何在梦境中解决问题，比如弗里德里希·奥古斯特·凯库勒梦到舞动的蛇就揭示出了化合物苯的分子结构，塞缪尔·泰勒·柯勒律治在梦中创作了诗歌《忽必烈汗》，还有故事说保罗·麦卡特尼在梦中创作了歌曲《昨天》。但是，对大多数的科学家、作家和艺术家来说，睡眠和梦在他们的创造性生活中所起到的作用都不是那么直接。比如，理论物理学家汉斯·贝特在一天快要结束的时候，会跟同事们聊聊第二天的工作，以便于为睡觉时的思维活动做好准备。莱纳斯·鲍林的做法则是"躺在床上，等着入眠的时候思考科学难题"，这成了他解决问题过程中的一部分。这或许会花费几周或者几个月的时间，但是最终这些解决方案"会在意识里迸发出来"。发现了

10 种新元素的化学家格林·西博格会带着问题睡觉，而且经常"半夜里醒来，或者早上醒来的时候，思维清晰，目标明确，想法新颖"。对贝特、鲍林和西博格来说，问题的答案并不一定会出现在梦境中，但是睡眠和梦确实有助于解放思想，梦境中形成的想法在我们清醒的时候可以被获取。甚至是运动员都说利用梦境能帮助解决他们遇到的问题：高尔夫传奇人物本·霍根和杰克·尼克劳斯 14 都说到了那些帮助他们提高高尔夫挥杆技巧的梦。

不管是在睡眠中出现了解决问题的梦境，还是睡眠有助于更快地解决问题，这都不是无中生有。实际上，这些思想都遵循格雷厄姆·沃拉斯关于创新四个阶段的模式，其中指出由一晚或多晚的睡眠组成的准备期和酝酿期之后才有了明晰的梦境或者清晨的顿悟。

同样值得一提的是，像鲍林这样的人尽管重视睡觉的时候思维继续工作的能力，但是他们并不奢望在睡觉的时候解决问题。相反，他们把睡觉时候的思维和清醒时候的思维看成伙伴，而且也意识到它们之间是相辅相成的。睡觉在他们看来，是积极的休息。

1906 年，美国实验心理学家尤瑟夫·贾斯特罗在《下意识》一书中指出，和专注地付出努力一样，"出神的幻想对于高效多产一样必不可少，波谷和波峰都有其稳定的内在特性"。睡眠研究者和神经学家的工作证实了贾斯特罗 100 年前的观察。睡眠对于维持大脑的生理健康和新的大脑细胞的发育很重要。睡眠对于巩固记忆、处理新学技能和解读经历都必不可少。甚至有时它还能产生新见解，帮助保持精力集中的状态，或者如同圣地亚哥·拉蒙 – 卡哈尔所说——"大脑的极化"。

从更广义上来讲，人类睡眠的这些独特属性或许有助于提升人类社会、智力和文化的发展。灵长类动物学家很久之前就注意到，人类的睡眠时间比其他灵长类动物要少，而且就在最近，睡眠实验室的研究揭示出其他的灵长类动物的慢波睡眠和快速眼动睡眠也比人类要短（这两类睡眠对于巩固记忆和产生梦境尤其重要）。进化论生物学家大卫·萨姆森和查尔斯·努恩认为，为什么人类更加聪明、更加社会化，短暂的深度睡眠起到了重要作用。较短的睡眠时间使得早期人类暴露于夜间危险之中，或被食肉动物发现的可能性更小，这样他们可以更充分地利用白天来采集食物、照料小孩、开发新技能、在家人和亲属间分享智慧。与此同时，时间更长的慢波睡眠和快速眼动睡眠也有助于人类充分利用每晚的睡眠。人类一晚睡 7 小时足以巩固记忆，恢复身体，修复受损细胞，清除大脑中的有毒物质。总的来说，白天清醒的时间更长，再加上晚上的深度睡眠，促进了"早期人类的认知能力的提高"。与此同时，对于安全地睡觉的需求则驱动了人类的创新，比如改善床和居所、学会控制火种，以及融入更大的群居生活。

因此，不仅是睡眠有助于我们保持健康，理解过去的经历，巩固记忆，产生新思想，我们人类也受到独特睡眠模式影响。清醒和睡觉相辅相成，提升了我们学习和工作的能力，而我们的睡眠特征也加强了我们个人还有整个人类的记忆和创造的能力。

第二部分　恢复精力的休息模式

07
放松、控制、掌控体验和心理剥离

伟人的优秀之处就在于他们善于休息。
焦虑、不安、烦恼，这都是软弱的表现。

——J. R. 西利

1942 年 6 月，德怀特·艾森豪威尔被任命为美军欧洲战区总司令。艾森豪威尔是位受人敬重的思想家，在 1940 年和 1941 年他很快晋升为美军高级将领，担任新的职位，他要监督北非登陆战役计划的制订，与英国高级将领合作，还要满足丘吉尔要求美军尽快作战的要求。当艾森豪威尔来到伦敦的时候，欧洲的战事已经进行了将近两年，而他发现指挥部迫切需要改组，才能更高效。据他的助手海瑞·巴彻说，8 月之前，艾森豪威尔"一天工作 15 到 18 小时"，"战事使他经常彻夜无眠"。艾森豪威尔命令巴彻去找"一个'藏身之所',以逃离当时他俩在伦敦住的多切斯特酒店冷冰冰的墙"。

在伦敦周边搜索后,巴彻发现了电报局小屋[15]——这幢房子"位置偏,坐落于 10 英亩的林地之中,不大且简朴"。那年的夏秋时节,艾森豪威尔正在策划火炬行动(北非登陆战役),只要有时间,他就会躲到电报局小屋。在那里,他打打高尔夫,读读牛仔小说,玩玩桥牌,在里士满公园骑骑马,享受乡村美景。有一名助手可以为他烹饪些简单的美国风味的饭菜,这可是一个不可多得的调剂。在电报局小屋严格禁止谈论工作。除了艾森豪威尔的部下,只有为数不多的几个人知道小屋的位置或来过小屋。他的司机凯·萨默斯比后来说:"如果说有什么让他免于精神崩溃,那就是电报局小屋以及那里不同的生活。"

远离工作的休息,也就是社会学家口中的"剥离",是一种完全不去想工作而专注于其他事情的能力,作为一种从工作中恢复身心的方法,极其重要。有些工作不可预知性强、压力大,需要完全集中精力和控制情绪,比如护理或者执法,要从事这些工作,这种能力必不可少。对那些热爱工作的人和富有激情的完美主义者来说,同样如此。要想把工作做到最好,那就得能够和工作完全分离开来,能够有时间来恢复身心的力量。对个人来讲,职业倦怠会导致情绪耗竭,表现不佳,决策错误,

　　　　　　科学休息——迅速恢复精力的高效休息法

共情能力下降，犯错概率上升。对公司来讲，职业倦怠会导致生产率下滑，职场氛围剑拔弩张，出现更严重的失误。而往往公司里天赋最高、最重要的员工最有可能出现职业倦怠。

艾森豪威尔后来成为第二次世界大战中最伟大的英雄之一，被誉为杰出的统帅、美国信心和个性的楷模；但在1942年，他还只是个参谋，首次被委以战区司令的重任，这份工作有挑战、风险高。他意识到有必要恢复精神储备，为休息创造空间，这预示着艾森豪威尔能胜任战区司令。我们非常有必要通过剥离那些棘手的、对创造力要求极高的工作来恢复精力和热情，这一点在艾森豪威尔的"藏身之所"体现得淋漓尽致。

什么才是解决疲乏和过度劳累的最好方法，专家的意见分成两个阵营。在19世纪，一些医生提倡用医务人员监管下的"静养疗法"来治疗神经衰弱，这种方法包括卧床几周（有时候是在漆黑的房间里）和清淡的饮食；还有些人则认为新鲜空气的疗养、剧烈运动和简朴的生活才是治疗由现代工业文明的压力造成的神经衰弱的最佳方法（前面一种更可能推荐给女性，而后面一种往往针对男性，不足为奇吧）。在现代美国，我们倾向于认为恢复精力最好的方法是休假——长长的惬意的假期：远离工作可以恢复我们在工作时消耗的精神能量的储备。在这种理论看来，假期越长，效果越好。

这就是为什么我们更愿意去度长假并且在度假上慷慨花费（2013 年一个普通美国人在家庭度假上的开销是 4 580 美元，而 2015 年有钱人在休闲旅游上的花费达 13 000 美元）。但是，对很多人来讲，离开办公室两三周的想法好像不切实际，一想到度假归来，要面对堆积如山的工作和邮箱里塞不下的邮件，这样的压力比不度假的压力还要大，这也是我们不去度假的原因。问题日益严重：根据美国旅游协会的统计，2000 年，普通职员的平均假期是 21 天，但到了 2013 年，这个数字降到了 16 天。

不度假是要付出代价的。美国工人每年由此损失的福利高达约 542 亿美元。他们长远的健康状况也受到损害。弗雷明汉心脏研究发现，20 年间没有经常休假的女性患上心脏病的概率比那些经常休假的女性要高。在对 12 000 名易患冠心病的男性进行的为期 9 年的研究中，研究者们发现，休年假的人患心脏病的风险比那些不休年假的人要低，而且，总的死亡率也更低。2015 年的一项调查发现，经常休假的员工中 71% 的人对工作感到满意，截然不同的是，不休假的人中只有 17% 表示对工作感到满意。

放弃部分休假或完全不休假的员工也给公司带来了损失。2015 年牛津经济研究院的一项研究表明，未使用的休假降低了公司的资产负债表，总额高达 2 240 亿美元。更重要的是，这些员工患上职业倦怠的风险更大，由于工作的原因感到情绪耗竭，并且对达到工作的要求力不从心。患上职业倦怠的员工对工作会失去热情，与同事和客户想不到一块儿，并且感觉自己的工作对自己、对整个世界都几乎没有意义；职业倦怠还会造成婚姻和家庭问题，导致抑郁、健康状况不佳，还有更高的自杀率，在那些曾经雄心勃勃的、事业型的人当中，更是如此。

在那些要求情绪平衡和精准判断的高压行业，研究者对职业倦怠的影响进行了广泛研究。执法的警员如果患上职业倦怠，就更易怒，面对棘手的局面会有过激反应，更有可能犯错。这对于执法和警方来讲都不是什么好事。有研究表明，死于工作压力的警察比殉职的警察还要多。梅奥诊所的医生泰特·香纳菲尔特一直致力于研究职业倦怠的广度以及职业倦怠对美国医生产生的影响，在 2008 年和 2010 年的调查中 [16] 他发现，40% 的外科医生承认患上职业倦怠，30% 的外科医生则感到抑郁，同时还发现那些感觉患上职业倦怠的人在此前三个月中更有可能"发生严重的医疗事故"。杜克大学神学院神职人员健康倡议部在 2014 年的一项研究中发现，25% 的全职卫理公会牧师患上情绪耗竭、去人格化、成就感降低（职业倦怠的三大症状），结果，他们的身体状况变差，患上肥胖、高血压、抑郁症和焦虑的比例也高于平均值（实际上，"工作狂"这个词就首创于对牧师的研究）。

这一切表明，不管从过度工作和推迟休假中获得多少短期好处，都远不及由此带来的犯错、生产率下降、更高的人才流失率、职业生涯缩短所造成的损失。疲惫不堪的员工无法发挥最大潜能，积极性更低，也更悲观，甚至会主动搞破坏。职业倦怠还极有可能影响到老板最不愿意失去的那些员工，就是那些投入程度最高、经验最丰富、技能最娴熟的员工。

对于作家、科学家和企业家来说，延迟休假同样可能意味着失去取得创造性突破的机会。林–曼纽尔·米兰达是在墨西哥度假期间，读到荣·切尔诺写的亚历山大·汉密尔顿传记时才有了要创作音乐剧《汉密尔顿》的想法的。7 年以来，林–曼纽尔·米兰达致力于创作《身在高地》，正如他后来所说，"度假时我的大脑得到了片刻的休息，就在此刻《汉密尔顿》出现了"。普林斯顿大学物理学家莱曼·斯皮策 1951 年在科罗拉多州的阿斯彭滑雪时想到了如何设计聚变反应堆。软件开发人员也同样在度假的时候有了顿悟：凯文·斯特罗姆 2010 年在墨西哥度假的时候有了创建图片分享社交应用 Instagram 的想法，而拉法·索托在巴西的海滩度假的时候，想出了创建极简文字处理软件 OmmWiter。实际上，2014 年的一项调查表明，1/5 的公司创始人都是在度假期间有了创立公司的想法。

鉴于为疲乏和职业倦怠付出的高昂代价，我们就得一问：什么样的休息能最大程度地让我们恢复精力？在过去的 20 年间，德国社会学家萨宾·桑妮塔格一直在研究这个问题。她认为，情感资源对于员工来讲非常重要，正如对于运动员来说，体力非常重要一样：不管你多么喜欢某项运动，在某个时间点都得停下来休息。跟很多同行一起合作的同时（其中很多都是已经毕业并走上了自己杰出职业生涯的研究生），她还研究了全面恢复的良机（也就是为身心充电的过程）会如何影响员工的健康、幸福、工作满意度、工作效率以及快速恢复的能力。她和同事的研究对象包括医务人员、办公室职员、软件开发人员、公务员、工厂的工人、顾问、教师和个体户。她测量了休假、剥离对多个量表中测试成绩的影响，比如周末对工作日精力的影响，休假对几个月后心情和工作满意度的影响，甚至还对比分析了充分的休息对早间和午后精力、注意力的影响。

几十年来，研究了一个又一个不同的行业和职业，桑妮塔格都得出了一致的结论。那些有机会在头脑里摆脱工作、不再想着工作，并能把自己的精力投到其他事情上的人，会更高效，态度更积极，和同事之间关系更融洽，也能更好地在工作中与同事合作。他们还能更好地密切关注工作任务。在一项研究中，桑妮塔格和同事们对 120 名软件工程师与网页设计师进行了调查，研究了他们在非工作时间的生活质量，在业余时间的恢复程度，在工作时达到高度集中、行云流水状态所需要的时间这三者之间的关系。研究者们预期会看到一个遵循昼夜节律的U形模式：在早上和傍晚的时候达到峰值，此时，精力上升、睡眠压力下降；在中午会到波谷，此时，精力下降、睡眠压力上升。充分休息的程序员的确在午饭后出现了精力下降。然而与预期不同的是，休息不充分的程序员并不符合这种变化模式：他们一开始精力就处于低位，并且持续下降。

桑妮塔格和同事们认为，有4个主要元素有助于恢复：放松、控制、掌控体验和心理剥离。这些看起来有点像维生素。富含这四种元素的休息就等同于营养丰富的饮食；如果没有，那就只剩下没有营养的热量了。

放松是这4个元素里面最直白、容易理解的：它令人愉悦、不费心，或者按照桑妮塔格和她的合作者夏洛特·弗里茨的说法，就是"一种激活度低但积极情感反应较高的状态"。从这个定义来看，放松并不一定都是消极的：它和工作不一样，不需要你刻意地努力。

控制和掌控体验更有意思。从恢复的角度来看，控制意味着你有能力决定自己如何打发时间，分配精力和注意力。对于那些在工作中没有多少控制力的人和那些日程安排里满是家务和琐事的人来说，能够控制自己的时间就是一种解放，能恢复身心。在一项对德国医院和精神病院的医生和护士的研究中，桑妮塔格发现，更能控制自己的时间和注意力的人，在一天工作结束的时候，对放松休息的需求较小；相反，控制能力较低的那些人压力更大，工作的时间也更长，他们不能控制一天的日程安排或者最重要的事情，因此对恢复的需求也就较大。

掌控体验，如果你运用得好，是非常有意思的。这些体验往往富有挑战，但要是你运用得当，也能够让你思想投入，越发受益（这不仅会让你的假期更惬意，还能让你的生活更有意义：心理学家米哈里·契克森米哈赖发现，那些在有挑战性但又很有益的活动中寻求沉浸体验的人，比那些追求骄奢淫逸的人感到更幸福，生活的满意度也更高）。对那些从事不确定性非常高的工作的人来说，在休假期间拥有掌控体验尤其重要。比如，在第二次世界大战期间，在布莱切利园，下棋这种打发时间的消遣深受密码破译员的欢迎。恩尼格玛密码部的头儿们在英国国家国际象棋队里待过，他们认为，下棋可以增强密码分析的心理技能，因此他们还招募棋手；下棋就是一种恢复体验。它轻松有趣，因此也就能起到放松的作用。很多密码破译员就是段位很高的棋手，而且，下棋也使他们有机会来练习掌控能力。最后，下棋是清晰明了的活动：棋盘、规则、走棋、对手等都是摆在明面上的，这不像是在代码和密码的世界，一切都隐晦含糊。

心理剥离作为恢复中的元素之一，其重要性首次被注意到，是在 1998 年由以色列社会学家戴利亚·艾慈伊恩、多夫·艾登和雅艾尔·拉皮多特进行的一项研究中，他们研究了人们在以色列部队中每年服役之前和之后的表现。大多数以色列成年人在完成高中学业后要到部队服兵役，然后再作为预备役军人每年服兵役几周。拉皮多特对这些服完兵役的预备役人员进行调查，研究他们在工作中的投入程度和精力水平。他发现，这些人都说工作压力、职业倦怠比在服兵役之前有显著降低；实际上，这些结果看起来与那些刚度假归来的人很相似。

这听起来好像有点有悖常理，但是其他研究者也注意到了同样的现象。美国空军的调查发现，在海外执行任务后的飞行员也有相似的表现：即便他们压力重重，但短暂的军事部署也能给他们一丝喘息，远离基地的日常生活（当然，突发的、频繁的军事部署还有长期任务会给家庭和家庭生活带来压力，抹去了这些益处）。2011 年，一项对加拿大预备役军人的研究发现，军事部署有助于恢复。即便这个军事部署可能会对身心都带来挑战，但预备役却提供了难得的远离平民生活压力的喘息机会。

科学休息——迅速恢复精力的高效休息法

因此，剥离，也就是和工作断绝联系的能力，决定着你在短暂假期中的恢复程度。几晚、几个周末以及长假带来的效果是一样的。

艾慈伊恩之后对商务旅客进行了研究。她对一家高科技公司的员工在出差前、出差期间和出差后的情况做了调查。她发现，这些员工在出差后，工作压力水平和职业倦怠水平有明显下降。这种效果在女性中尤为显著，对这些女性来讲，出差意味着能短暂摆脱家务琐事，不用照看孩子。后来的研究发现，即使是那些为了生计要经常出差的人，出差也有恢复效果。桑妮塔格和伊娃·南特对德国空乘人员的研究也同样发现，他们待在酒店比待在家里获得的恢复要更显著（他们的工作对体力要求繁重、对情绪要求苛刻）。在一项对商业飞行员的研究中，麦考瑞大学心理学家本·瑟尔发现，只有住在离机场较远的酒店，他们对工作的剥离程度才会增加。

放松、控制、掌控体验和心理剥离这4个元素共同作用，提高了恢复效果。如果一项活动既富挑战性又有趣，能把工作从你的脑子里赶走，那么它就能提升你的剥离感。这就解释了为什么很多著名科学家都热衷于音乐。[17] 在20世纪，有修养的物理学家都是音乐家，这几乎成了固定模式：有人开玩笑说，如果一个屋子里有4个物理学家，那么你就可以听到一场弦乐四重奏。而现在，他们更有可能组建一支重金属乐队，就像是有机化学家、麦克阿瑟天才奖获得者卡罗琳·贝尔托齐在大学期间与后来的暴力反抗机器乐队以及声响奴隶乐队的共同创始人汤姆·莫雷洛一起玩过的那个乐队一样。理论物理学家兼作家布莱恩·考克斯在读研期间曾做过流行乐队"梦想"的键盘手；皇后乐队的主音吉他手布莱恩·梅在伦敦帝国学院学习天体物理学硕士课程期间总抽空玩音乐（他终于在 2007 年完成了学位论文）。计算机科学家本·克让兹，同时也是一位接受过正规训练的男中音，他解释说，写程序和玩音乐之间是有相似之处的。"如果我致力于一段我喜欢的音乐的创作"，关于如何理解这段音乐，"我脑子里就会有很多的想法"，"这和我开发应用程序是一样的"（他开发的苹果应用"航班查询"帮助开创了查看航班实时信息的市场）。演奏一场音乐和创设一家公司都需要这些极具天赋的人在一起协作，在截止日期前出色完成任务。你或许认为，这两者之间的相似之处会使得玩音乐作为恢复的一种形式起不到很大的效果，但是玩音乐需要你非常投入，需要你全神贯注，需要你的组织能力，需要你与他人协作，而且平时用在工作上的精力和技能现在用到一个完全不同的环境中，玩音乐就可以起到促进你从工作中恢复的作用。

剥离还需要你能够摆脱和工作相关的干扰。如果你意识到你已经把寻呼机放进抽屉，或者你知道你的手机离开了服务区，这样就更容易放松或者纵情于摇摆乐了。这就是为什么在非工作时间那些还携带智能手机或者其他设备的人，或者那些在度假的时候还要和办公室保持联络的人的压力更大，工作和家庭的矛盾也更严重。还有一点也至关重要：你要能够从心理上和工作切断联系。

有些人的工作随叫随到，对这些人的皮质醇水平的研究发现，他们的压力水平和警觉性在工作时和等着被呼叫的时候差异非常细微。同样，在下班时间还忧心工作的人比那些完全放下工作的人恢复速度更慢。当漫长的一周快要结束的时候，你很有可能情绪耗竭，这就会让你更有可能老是去想一些负面的事情，总是想着接下来的项目，或者是想着为了解决紧急事项而被你搁置的事情。几天漫长、繁重的工作后，要脱离工作越发困难，而且越是疲惫不堪、胡思乱想，就越会让你没有精力给脑子换挡，特别是在你最急需的时候。

在艾慈伊恩、艾登和拉皮多特对以色列预备役军人的研究中，在服役归来的人员幸福感的提升方面，他们还有了其他发现：一个月过后，这种效果消失，幸福（或者悲伤）回到和他们去部队之前一样的水平。心理学家由此发现，休闲度假的效果也是如此：这些好处不会持续很久。他们对员工在休假前和刚休完假之后，以及几周或几个月之后的心情、精力水平、工作专注度和幸福感进行了测试，研究发现，假期带来的情绪刺激能维持三四周。此后，你的幸福感和工作满意度就回归到休假之前的水平，正如一篇文章里说的那样，"确实有很多乐趣，但很快就没了"（对于完美主义者和工作狂来说，这种效果的消退来得更快）。

这又带来另外一个问题：幸福感会在休假期间哪个时间节点达到峰值呢？心理学家对人们在度假期间的感觉进行访谈后发现，在假期前几天他们的幸福感会急剧上升，大约在第八天的时候达到峰值，之后要么停滞，要么就开始缓慢下降。我们都把年假看作从工作压力中恢复的绝佳方式；尽管长假有着自身的好处，比如可以让人们到更远的地方旅游，有更多的时间了解当地文化，但是长假并不一定会带来更大的幸福感。

有观点认为，不是我们参与的活动，而是时间，恢复了我们的心理能量，现在，研究结果进一步证明这种观点是站不住脚的。这些研究结果同样表明，我们需要重新评估休假、休假的频率在我们生活中起到的作用。如果经常地、果断地放下工作，在晚上和周末的时候切断和办公室的联系，选择做些轻松的既能让你思想投入又对体力有所挑战的事情，换句话说，就是参与主动的休息，这样可以促进我们心理资源的恢复，让我们工作的效果更佳、效率更高，注意力也更集中。不要认为休假一年就一次，应该是每隔几个月经常、短暂地休假，[18] 这样才能带来更好的恢复效果。正如坦佩雷大学心理学家杰西卡·迪布洛姆所说的那样，休假就和睡觉一样，你得经常做才能获益。

艾森豪威尔在电报局小屋度过的时光就是恢复理论一种很好的模式，这就解释了为什么电报局小屋是如此重要，能帮助他恢复身心，应对首次担任司令官的压力。在那里，艾森豪威尔可以好好打会儿桥牌（他牌技很不错），读读小说，打打高尔夫来放松（巴彻曾开玩笑说，"艾森豪威尔的高尔夫得分可是个军事机密"。这表明，对艾森豪威尔来说，打高尔夫更像是放松，而不是要提高技艺）。小屋的生活同样让他有机会偶尔掌控自己的时间（尽管他的助手绝不允许他的上司饭后自己洗碗，但有时候他会接管厨房，自己烹制早餐）。

更为重要的是，小屋的地点有助于艾森豪威尔从工作中恢复。巴彻说，要不是在小屋旁的"高尔夫球场上有几个炸弹坑"，这里"如此宁静，你绝不会想到正在打仗"。艾森豪威尔来伦敦赴任的时候，他很快就发现多切斯特酒店没有地方可以躲避工作，一定程度上是因为它结构现代，而且能防弹、防火，很多高级部长和英国军队领导人都住在这个酒店。相反，电报局小屋不为人知，艾森豪威尔和手下也尽力不张扬。除了他最亲近的几名助手，艾森豪威尔没有向别人提起过它的位置。他不在这里款待客人，也不约人到旁边的高尔夫球场打球。他从不把工作带到这里，巴彻和比德尔·史密斯也避免谈及工作的话题。除了他养的狗，小屋和小屋的生活让艾森豪威尔远离战争，让他得到了片刻喘息，这对他保持思想的敏锐和从工作的压力中恢复来说，是非常关键的。

电报局小屋的故事告诉我们，即便你从事的工作事关重要，也有必要留出时间来恢复。我们很容易忘记把休息纳入我们的日程安排。我们很容易认为我们不可能摆脱工作。我们生活的时代要求我们对工作要有激情，要把工作和休息之间的分界线看成工业时代流传下来的枯株朽木。移动技术把我们和工作日日夜夜都绑在了一起。与此同时，工作和生活之间的界限越发模糊，我们可以更灵活地安排时间，也好像有了更多选择。总之，这给我们造成一种错觉：如果我们夜以继日地工作，就可以实现最大的成就，成为最有成效的人。

但是，这样想就错了。现在已充分证明，工作之余的时间所带来的好处、完全把职场中的烦心事和压力（甚至是优势）抛诸脑后带来的好处不容忽视。同样，职业倦怠的负面效应也已得到证实。关于休假和恢复身心的文献资料表明，不管是个人还是公司，都能从工作之外的时间获益。最富创造力、最高效的人是那些能够离开办公室，恢复身心，然后再精力充沛地重新投入工作的人。我们同样知道，休假的功效不只是恢复身心。当我们做一些轻松的事情，做一些能让我们体验控制和掌控体验的事情，做一些能够让我们和工作剥离开来的事情的时候，从休假中获得的益处才会最大化。恢复是积极主动的行为，不是消极被动的，而且我们可以对其加以设计来获取更大的益处。

从事创造性工作的人已经给我们展示出他们在日常生活中如何利用清晨时光，如何安排日常惯例，如何散步、午睡，以及如何刻意地停下工作来激发每日的创造力。如果从一个更广的角度来看他们的生活，你还会发现他们会运用恢复的过程来保持长期的创造力。他们当中很多人都是热衷于体育的运动员：他们发现运动给他们提供了一个远离工作的机会，为创造性的成就打下了坚实的生理基础。而且，正如科学家们最近发现的那样，运动还能保持大脑的健康。参与深奥的游戏，也就是那些有挑战性、能让你聚精会神、对个人而言有意思的爱好，也是帮助恢复的另一个重要途径。最后，休假再次激发了他们的创造力，探索新的兴趣爱好，从而做出突破，改变人生。总之，这一切有助于那些富有聪明才智、满怀雄心壮志的人保持求知欲和高效，走上富有创造性的漫漫人生之旅。

08
运动提升大脑能力的作用机制

我想追求训练有素的、精力充沛的身体和思维，
希望二者能并驾齐驱，就好像高等教育中，
男女教育同等重要一样。

——威廉·詹姆斯

19 世纪 50 年代末，加州大学洛杉矶分校的社会学家伯尼斯·艾杜生想要弄清楚到底是什么造成了伟大的科学家和那些成就平平的研究者之间的区别。很多心理学家也试图弄清是什么特质让有些人变得伟大，但是之前没有人找到答案：一种人格特质——天才基因，一种认知上的优势，这是所有的成功科学家共有的东西。艾杜生认为，仔细观察成功的科学家们几十年的职业生涯，[19] 定期访谈和测试，这样或许可以知晓一些仅靠一

次性访谈和短期研究所不能发现的东西。艾杜生在加州大学洛杉矶分校、加州理工学院和其他院校找了 40 名处于职业生涯中期的青年科学家，他们同意就他们的生活和工作接受访谈，并参加一些心理学测验。最重要的是，他们同意持续参与这项研究。他们都是顶尖的研究生课程培养出来的青年科学家，前途一片大好，有足够的时间展望未来漫长且富有成果的职业生涯。

艾杜生对这组科学家进行了长达二十多年的研究，在此期间，这 40 位科学家的前途各不相同。有的入选了知名的美国国家科学院，得到晋升，成为受人尊敬的大学教授。一人成为总统科学顾问。四人获得诺贝尔奖，其中莱纳斯·鲍林两次获奖。相比之下，其他人的学术生涯则成绩平平。有的人继续努力，想要认真做科学研究，但是无法跟上其他人的步伐，因而成为行政管理人员，或潜心教学。

从社会学的角度来看，这是个理想的结果。几十年前看起来几乎相同的人分化成了两个阵营。现在的问题就在于要找出其中的原因。

这些人的心理档案截然不同。智力测验往往不能揭示出哪些人是天才。优秀的科学家都有着相同的人格特质：他们对不确定性的容忍度相当高，自控能力相当强，他们把自己看成知识的叛逆者，他们的家庭和工作界限分明，但这些特质并不罕见。1985年艾杜生去世后，她长期的合作研究者、加州大学洛杉矶分校的玛瑞琳·伯恩斯坦，还有玛瑞琳的儿子罗伯特·斯科特·卢－伯恩斯坦以及统计学家海伦·卡尼尔继续推进该项研究。他们三人在访谈中又加入了些新问题：科学家们是否从事体育运动或者参与户外活动，他们的兴趣爱好和对艺术的兴趣，与科学不相干的活动彼此之间是如何联系或相互竞争的，他们如何安排自己的时间以及对时间紧迫程度的感受。

这些新问题让研究者发现了一些有趣的东西。最优秀的科学家极其渴望"在体育和科学领域进行不断尝试"，并且选择从事"一些能从年轻一直玩到老的体育活动"。提到洛杉矶，想到的是无穷尽的城市扩张，但实际上，洛杉矶的周边被山丘和国家公园环绕，多亏有这种温和的天气，一年到头都可以到户外活动。优秀的科学家充分利用了本地的地理特征：他们去打网球，去游泳，去远足，去滑雪。如果是在南加州，同样也会有相当数量的冲浪爱好者和帆船爱好者。他们中很多人也经常去散步（这一点不足为奇）。相比之下，那些成就不是那么杰出的科学家则说他们不怎么参加体育活动。有的人曾在中学或大学的时候参加过团队体育项目，但大学毕业后就放弃了，也没有从事新的体育运动。

玛瑞琳母子和卡尼尔的研究结果引人关注的原因之一，就在于这些研究结果对智力活动和体育活动相互排斥的观点提出了质疑。诸如"静观的人生"或"精神生活"之类的术语并不会让人想到强健的体魄，而且这些术语都利用了中世纪的一种理念：思想和精神的培养需要身体的克制。经济学家对工作性质的分类，比如"白领"对"蓝领"、智力劳动对体力劳动、知识经济对物质生产，都告诉我们，工作可以被划分为截然不同、相互独立的范畴。令人遗憾的是，一些对体育走火入魔的高校连体育基础不扎实的大学生运动员都愿意接受，还阻止一些天资聪明的学生选择学业难度高的专业，再加上美国高校体育的一些规定，使"二者不相容"的观点得以强化。

尽管如此，但很多职业运动员的学术成就非常杰出。在美国，职业橄榄球运动员中有三人获得了罗德奖学金：20 世纪 30 年代曾效力于匹兹堡海盗队和底特律雄狮队，后来成为最高法院法官的拜伦·"嗖嗖"·怀特；20 世纪 70 年代曾效力于洛杉矶公羊队的帕特·黑登；还有上医学院之前，2010—2012 年间效力于田纳西泰坦队和匹兹堡钢人队的迈伦·罗尔。弗兰克·瑞安在 20 世纪 60 年代曾效力于克利夫兰布朗队，他在 1965 年获得了莱斯大学的数学博士学位。时间更近一点的还有数学家、橄榄球进攻内锋约翰·尤索，他在效力于巴尔的摩乌鸦队的第二个赛季期间发表了第一篇关于计算数学的论文，并于 2016 年开始在麻省理工学院学习应用数学研究生课程。NBA（美国职业篮球联赛）球员中也有两人获得过罗德奖学金：比尔·布莱德利，他在1964年作为美国奥运篮球队的成员获得金牌，从政之前，有10年时间效力于纽约尼克斯队；还有汤姆·麦克米伦，他曾效力于纽约尼克斯队和亚特兰大鹰队。

很多杰出的科学家同样也是知名运动员。丹麦物理学家尼尔斯·玻尔和弟弟、数学家哈罗德·玻尔都是国家级足球运动员；哈罗德还代表丹麦国家足球队获得了1908年奥运会的银牌。居里夫人在1903年与他人共享诺贝尔物理学奖，并在1911年单独获得诺贝尔化学奖，她就热衷于骑行：她和丈夫皮埃尔用骑行完成了蜜月旅行。美国第一个奥运会冠军（1896年奥运会110米栏比赛）就是麻省理工学院的电气工程师托马斯·佩勒姆·柯蒂斯，他后来发明了现代化的电烤箱和食物搅拌器。1954年，罗杰·班尼斯特还是个医学生的时候，就成为一英里跑跑进4分钟的第一人。后来，他成为杰出的神经科学家。约翰·巴丁因为与他人共同发明了晶体管，在1956年共享诺贝尔物理学奖，1972年因为他在超导方面的研究又获得了诺贝尔奖，他本人在大学的时候就喜欢游泳和打水球，而且还热衷于打高尔夫。剑桥大学生物化学家弗雷德里克·桑格因为提出了测定蛋白质序列的方法而获得1958年诺贝尔化学奖，并于1980年因其对 DNA 序列的研究与他人共享诺贝尔奖，他本人在年少时就打橄榄球、踢足球、玩板球，成年后又转向打壁球。安妮特·萨尔门在获得罗德奖学金到牛津学习神经科学之前，在 1996 年亚特兰大奥运会上为美国队赢得了一块游泳金牌。萨拉·格哈德还在攻读物理化学博士的时候，成为第一个在加州 Mavericks 浪潮中冲浪的女性，这可是世界上最具挑战性、最危险的浪潮之一。

有观点认为，学术上的成就和体育上的成就不可能同时兼得。但是这种观点遭到了学术界的质疑，他们重视体育运动，并认为学术和体育能够相得益彰。

一个最好的例证就是在 19 世纪获得剑桥大学"数学系荣誉学位的佼佼者"。在 19 世纪的剑桥大学，学业成绩主要由荣誉学位考试的成绩来确定。这个考试设计得非常磨人：在一周内，考 9 门，一门比一门难，考试得分不仅要看你回答问题的质量，还要看你回答问题的数量。换句话说，这个考试看重的是你的准确性、毅力和效率。顶尖的成绩会为你敲开获取大学奖学金和美差的大门，让学生沐浴在光明前途的绚丽光环中。

这项考试制度是为了检验学生的成绩，但它也能让学生崩溃。有学生在考场上撑不住，不得不被同场考生抬出去（这些考生还得立即返回，继续作答）。即便是后来成为科学巨匠的人，也发现准备这些考试让他们伤透了脑筋。比如，威廉·汤姆森，也就是后来的开尔文男爵，热力学温度就是以他的名字命名的；还有詹姆斯·克拉克·麦克斯韦，他提出的方程组表明电流和磁是同一现象的不同形式。他俩在压力之下都几近崩溃。弗朗西斯·高尔顿后来成为统计学家，也是达尔文进化论的有力传播者（高尔顿称达尔文为"表哥查尔斯"），他在准备这项考试时精神崩溃。

为避免落得这样的下场，一些雄心勃勃的学生聘请私人教师来帮助他们准备这个考试，有时候准备时间长达整整两年。19世纪初，这个考试变得越来越难，一些老师建议学生在考试前通过长距离徒步来锻炼身体。散步在剑桥大学司空见惯，但是学生的目的是获取高分。历史学家安德鲁·沃里克说，他们"把传统意义上的午后漫步或散步变成了日常养生秘诀和缓慢平稳的体育锻炼"。最富雄心的学生变成了最投入的运动员，动力就来自他们的信念："努力学习的过程中穿插一些休闲娱乐活动，效率才最高，最有可能取得优异成绩。"沃里克发现，整个19世纪，几乎"每一个数学荣誉学位考试的佼佼者都经常参加这样那样的运动来保持体力和毅力"。赛艇在当时非常受欢迎，因为它可以教会你如何在河面上展示出持续的、"像机器运作那样稳定的表现"，在考场上也应如此。他们不仅把运动看作"努力学

　　　　科学休息——迅速恢复精力的高效休息法

习的有益补充"，还会尝试"不同的学习方法、锻炼方式和睡觉习惯，直到找到对自己最有效的方法，把三者结合起来"。如果你只想随波逐流，那就不用像这样去自我试验。但如果你想要脱颖而出、与众不同，那就得这么做。

学业和体育锻炼之间的紧密联系也在剑桥另一个传统中得到了传承。剑桥的老师鼓励学生沿着精心设计的既定方向努力，不断解决难题、取得进步，从而在激烈的竞争中崭露头角。这些老师也因此变得声名鹊起。学生说，一堂好的辅导课就像是一个马车夫领着一群马，他们也因此调侃，老师就是这个"马车夫"。

神经科学家查尔斯·谢林顿在牛津大学的实验室所取得的成就是又一例证，它表明世界一流的学者在体育方面也活力满满。谢林顿是现代神经科学的奠基人之一：他自创了术语"突触"，与其他科学家同获 1932 年诺贝尔生理学或医学奖；他的学生来自世界各地，为构建对大脑的现代认知做出了贡献。他们确定并命名了大脑的主要结构，绘制了大脑各个区域的图谱，开发出能够追踪在大脑和肌肉之间传递信号的工具，并且把脑手术从一个恐怖的、万不得已的治疗手段变成一门外科专业。其中三人后来获得了诺贝尔奖。

查尔斯·谢林顿是在伦敦的圣托马斯医院学的医，并于

1885 年从剑桥大学毕业。他个子不高，但强壮有力。他是一名凶悍的橄榄球运动员，也是一名赛艇运动员。正如他的诺贝尔传记中记载的那样，年轻时的体育才能赋予了他"强壮的体格，这能让他开展漫长的研究工作"。作为利物浦大学和牛津大学的教授，谢林顿青睐那些既热爱科学又热爱运动的学生。这使得他的实验室成为罗德奖学金获奖者最热衷的申请目标。怀尔德·潘菲尔德作为他最早期的学生之一，在普林斯顿大学的时候是班长，同时也是足球场上善于铲球的队员；毕业后，为了执教普林斯顿大学足球队，他还把罗德奖学金推迟了一年（推迟到 1914 年）。霍华德·弗洛里在学校的时候打网球、板球，还踢足球。尽管他童年无忧无虑，但他告诉一个老家的朋友，在牛津的时候，他"非常辛苦，你可以想象，就像是在荒野之地劳作的囚犯那样"。但是很快，他展示出了优秀学生的潜质。在谢林顿的鼓励之下，他在剑桥继续学习并获得博士学位。1923 年初，约翰·弗尔顿从哈佛来到谢林顿的实验室。他也很快就展示出自己在学术上的见多识广，而且还是一名多产的作家，两年后就获得了博士学位，这让谢林顿惊叹不已，说他是"来搞研究的艺术家"。1923 年，谢林顿的实验室最后一位罗德奖学金获得者、澳大利亚人约翰·艾克尔斯带着他在墨尔本大学获得的医学学位和一大摞田径奖状来到牛津深造。

谢林顿的另一名学生托马斯·格雷厄姆·布朗的声名鹊起，不是因为他是一名神经心理学家（实际上在这方面谢林顿对他有点失望），而是因为他是第一个从勃朗峰东壁登顶的人。布朗是第三种类型的科学家兼运动员：登山者。100 年来，很多伟大的科学家对世界各地的山峰心怀向往：居里夫人和阿尔伯特·爱因斯坦曾一起到阿尔卑斯山远足。尼尔斯·玻尔、汉斯·贝特、恩里科·费米和爱德华·泰勒在学生时代就曾到阿尔卑斯山远足，他们参与"曼哈顿计划"的时候，还到洛斯阿拉莫斯周边的山区登山呢。有些人认为，山顶的无限风光、和大自然融为一体，赋予了登山其他体育运动所不具备的吸引力。麻省理工学院物理学家维克多·韦斯考普夫回忆说，20 世纪 20 年代，他还在维也纳上中学，那些自诩为知识分子的人都热衷于远足和滑雪，他们给出了自己的理由："这些山地运动不算纯粹的体育"，因为这些运动"包含一些更高层次的东西：对自然的热爱"。X 射线晶体学家罗莎琳德·富兰克林——她的研究帮助詹姆斯·沃森和弗朗西斯·克里克发现了 DNA 的双螺旋结构，在十几岁的时候，全家到挪威攀登冰川，那时候她就发现了登山的好处。后来，在巴黎做博士后期间，研究 X 射线晶体学的同时，罗莎琳德经常到法国和意大利阿尔卑斯山旅行，也从远足转向了对技巧要求更高的登山活动。回到英格兰，到伦敦大学国王学院任教之前，她对实验研究信心满满，可以和登顶时候的自信相媲美。[20] 南加州的群山吸引了流亡天文学家鲁道夫·闵可夫斯基和"超新星"的提出者弗里茨·兹维基来到加州理工学院。登山一直以来都是物理学家最爱的娱乐消遣活动：加州大学圣芭芭拉分校物理学家、黑洞和量子引力研究专家史蒂夫·吉丁斯也热衷于登山和攀登冰坡。而在科罗拉多州，为了纪念哈佛大学弦理论家丽莎·蓝道尔登山的壮举（她在丹佛城外的山区成功攀上了一块 60 英尺高的花岗岩绝壁），这一绝壁被命名为丽莎·蓝道尔。有意思的是，尽管谢林顿的学生都热衷于体育运动，但是没有一个人研究运动对认知能力和大脑的影响。最近的几十年间，这方面的研究变得活跃起来。起初，研究者主要研究的是运动对老龄化的影响。现在的研究表明，任何年龄段、任何性别的人，不管其运动能力如何，运动都能提升其大脑思维能力，激发智慧，为创新工作提供必需的毅力和心理适应力。

关于健身课程对大脑结构和健康影响的研究表明，正如它能改善我们的心血管系统和肌肉一样，运动也能改善大脑结构。2015 年在德国和芬兰进行的一项研究中，研究者对超重和肥胖的受试者在为期三个月的健身和减肥课程前后的大脑进行了扫描，扫描结果显示其灰质和白质的容量都有显著增加。运动不仅可以降低胆固醇或改善心血管能力，从而增进大脑健康，它实际上还能"带来大脑结构可塑性的重要变化"。

科学家们开始逐渐揭开运动和大脑能力提升之间的具体作用机制。尤其重要的是，他们已经关注运动在促进神经营养因子的产生方面起到的作用，这种蛋白质能刺激神经元的形成并增加其数量。多年以来，科学家们已经知晓脑源性神经营养因子能激发新的神经元的形成。但是，又是什么激发了脑源性神经营养因子的形成呢？2013年，哈佛大学医学院的研究者发现，在老鼠身上，鸢尾素能刺激大脑产生脑源性神经营养因子；而在耐力运动中，肌肉能产生鸢尾素。之后不久，波士顿大学的一个研究团队发现，身体健康的学生的血液中脑源性神经营养因子的水平较高。

跑步对于激发神经发生似乎有着特别好的效果。科学家发现，在转轮上跑动的老鼠，其海马体产生的新的神经元的数量是那些长久不活动的老鼠的两倍；运动的老鼠也能够识别新事物和辨别相似物体。还有一项对比研究表明，在转轮上跑动的老鼠与那些进行抗阻训练（负重爬墙）和高强度间歇训练（快跑冲刺和在跑步机上慢走交替进行）的老鼠相比，神经发生更多。

人们普遍认为，运动对创造力会产生间接的积极影响。自

20世纪60年代以来，很多研究都表明，对于身体状况良好的人来说，一段时间的有氧运动对其创造力的影响较小，但直接。比如，在2005年的一项研究中，身体健康的18~22岁年龄段的学生分别在做完有氧运动半小时后和两小时后接受了托伦斯创造力测验。所有人的成绩都比他们在没有做运动时候的成绩高，但是不经常锻炼的人无法从运动中得到类似的创造力的提升。2013年，一个研究团队发现，运动之后，运动员在聚合思维测验中的成绩有轻微上升，但是对于不经常运动的人，运动压低了他们的成绩。如果你整天躺在沙发上看电视，一节动感单车的课程或10公里的跑步之后，再来个头脑风暴，你就会感到精疲力竭，而不是精力充沛。

这些研究结论与作家、科学家所说的剧烈运动在他们创新中的作用是一致的。村上春树在完成他的第二部小说后喜欢上了长跑，"它姗姗来迟，但是从此以后，我才成为一名真正的小说家"。村上春树跑步的时候，脑子里绝不会还想着小说的故事情节。"我在跑步的时候，脑子里真正想的是什么呢？我也不知道。我跑步的时候脑子里一片空白。"长时间的散步或远足都可以激发即刻的新思想；长跑则可以启发后续的思想，让你能更好地把好点子变成作品。

有氧运动在很多方面对我们有益。运动能增强你的心血管系统，改善血液循环，也就是说，大脑在工作的时候，你的身体能够输送更多的血液到大脑。当你注意力高度集中的时候，大脑对于氧气和糖分的需求会增加，这就会影响到你能抓住顿悟还是觉得它近在咫尺却又遥不可及。燃烧的神经元消耗的氧气和你在马拉松比赛中腿部的肌肉细胞消耗的氧气一样多。而且，持续的有氧运动能够刺激身体，在大脑中生成更多的毛细血管，发育良好的脑血管能更快、更有效地把血液输送到大脑。2012年的一项研究发现，氧气容量最大化的时候，情景性记忆也随之提高（相反，对喜好运动的成年人和不运动的成年人进行的对比研究则发现，那些成天看电视的人在执行功能和认知加工速度测试中的得分较低，而且在中年的时候，大脑和记忆力衰退的速度也更快）。

体能对于体力劳动和创作都很重要。我们往往低估了认知任务对于体能的要求，特别是有些工作需要你一下子集中精力好几个小时。正如小说家村上春树所说，"写完一整本书和从事体力劳动没有什么区别"，而且"完成一本书的创作所需要的精力，从长期来看，比大多数人想象的要多"。他参加马拉松训练，因为这样有助于增强集中精力的能力和从事写作的体力。日本干细胞研究专家山中伸弥把世界顶尖科学所面临的挑战比喻成马拉松赛跑。他参加了2012年的东京马拉松比赛，比赛用时 4 小时 3 分钟，同年，因为他在诱导性多能干细胞方面的研究获得诺贝尔生理学或医学奖。麻省理工学院教授沃尔夫冈·克特勒因其在玻色-爱因斯坦凝聚方面的研究，与其他科学家共享 2011 年诺贝尔物理学奖。他参加了 2014 年波士顿马拉松比赛，成绩为 2 小时 44 分钟。现在，世界一流的国际象棋棋手在健身房里的时间和他们在棋盘上投入的时间一样多。一直以来，国际象棋对于智力的要求很高，但是到了现代，有了计算机的辅助训练，加上国际锦标赛上的得失与自身利益休戚相关，棋手必须比以往任何时候都要能够保持精力集中。世界顶尖的棋手对弈，体力和脑力同样必不可少。1995 年，维斯瓦纳坦·阿德南为一场 20 盘的比赛做准备期间，在研究完棋局后他都要长距离散步。20 年后，他的训练秘籍包括骑行、一千米游泳、一万米跑步。马格努斯·卡尔森是国际象棋历史上的顶级大师之一，他一天会花好几个小时在跑步机上跑步、做举重器械的训练。

经常运动同样也能缓解压力，让你能更好地应对困难工作所带来的压力。对自诩为工作狂的人的业余时间进行研究后发现，参加对体能要求高的运动的人比那些参与消极休闲的人感觉更幸福。在对美国外科医生的职业倦怠进行的研究中，泰特·香纳菲尔特发现，经常运动是生活质量高的重要指标。离开办公室，工作狂更有可能比其他人对工作感到焦虑，而运动

　　　　科学休息——迅速恢复精力的高效休息法

则能提供一种释放紧张情绪的方式，让你的思想关注其他东西。对于那些工作压力大的人来说，这可是为数不多有助于恢复并能轻松掌控的几个因素之一。改变婚姻状况、变换家庭责任或者提高收入，这可都比报名参加一个动感单车课程要难得多。

剧烈运动能够保持你的身体对压力源做出反应的能力。在健身房、体育场，你可以预见躯体性压力源有哪些，并且它们会逐步增大，接触到这些压力源能提高你在压力巨大的现实状况中保持冷静和头脑清醒的能力。美国前总统巴拉克·奥巴马在他的政治生涯中一直保持着严格的健身计划。据其私人助理雷吉·洛夫所说，每日的锻炼"是能够熬过漫长竞选的关键"，也是在执政中度过严峻形势的关键。埃琳娜·卡根在进入最高法院之后，开始练习拳击，成为最近一位用运动来应对高等法院繁重工作的法官。实际上她的教练和鲁斯·巴德·金斯伯格[①]的教练是同一个人。数学家、计算机先驱阿兰·图灵[21]通过跑步来摆脱工作压力。他说，开发第一代电子计算机"压力如此之大，唯一能将它从我脑子里遗忘的方法就是拼命跑步"。加州大学洛杉矶分校化学家、诺贝尔奖获得者唐纳德·克拉姆则热衷于冲浪，"重达10吨的惊涛骇浪劈头盖脸地拍在身上"，这给

---

① 美国联邦最高法院大法官。——译者注

我带来了一种情绪和身体上的"巨大释放","让我可以长时间静坐下来，投身工作"。

1962—1988 年期间，纳尔逊·曼德拉被关押在罗本岛，他就用锻炼来抗击监狱生活的压力。关押在罗本岛的犯人必须要从事繁重的体力劳动，到采石场工作。保持拳击运动员的健身之道（跑步 45 分钟，100 个俯卧撑，200 个仰卧起坐）让曼德拉能够自控，反击政府对他的控制和摧残，向政府表明只有他自己才能主宰自己。后来他写道，实际上，"我一直都认为，运动不仅对身体健康至关重要，而且对保持心态的平和也同样重要"，"我锻炼越刻苦，身体越强健，我的思想也就越清晰"。这种自我修养不仅使他受益匪浅，还能激怒那些逮捕他的人。后来，"锻炼成为我生活中雷打不动的习惯"，即便在被释放后，他仍然坚持在早上锻炼。

如果你在青少年时期就积极参加体育运动，长大后保持身体强健，这会给你的事业和健康带来长期益处。一项对瑞典退伍军人进行的研究发现，心血管目前的健康状况、他们在 18 岁时进行的智力测验得分、测验 10 年后学业成绩更优异而且 30 年后收入也更高，这三者之间存在正相关关系。2014 年的一项研究调查了第二次世界大战前正在上中学的美国男性现在的生活状况。这个研究发现，上中学的时候是运动员的那些退伍老兵，和那些不曾当过运动员的人相比，收入更高，职务更高，成为专业人士和经理的人数也多得多（同样，他们做志愿者的时间更多，给慈善机构的捐赠也更多）。从某种程度上来讲，这些优势是自我应验，是一种正向的固定思维模式产生的结果：老板们认为，运动员天生具有领导才能，自信心更强，更有自尊，更坚韧不拔，这些老板倾向于给这些曾经的运动员更多机会来培养和展现他们的能力，这就使他们取得的成就更大，获得的机会也更多。

体育运动给职业女性的事业带来的影响更大。2014年，400名女性主管接受了关于她们以前运动经历的调查。达到高级管理职务（也就是说，他们的头衔中都有"首席"字眼）的女性中，有97%在她们一生中的某个时段曾经从事体育运动，其中52%的人在大学曾从事体育运动，而且53%的人现在仍然坚持参与体育运动。2/3的人表示，未来的员工如果是运动员，她们就会对他刮目相看（又是那个正向的固定思维模式在作怪），而且几乎同样多的人说，从事运动的经历是她们取得成功的一个要素。

许多大规模的研究都表明，体育运动还能减缓认知能力的衰退。2015年，伦敦大学国王学院的科学家发表了一项研究成果，这项研究为期10年，研究了双胞胎姐妹参与体育运动和认知能力衰退之间的关系。关于基因、行为和环境这些方面的因素如何影响诸如衰老、智力和成功，科学家们有着不同的意见。在这些对同卵双胞胎的对比研究中，遗传不再成为影响因素。研究者分别在 1999 年和 2009 年对 324 名双胞胎进行了心理、神经、健康状况方面的测试，旨在了解不同的因素是如何影响认知能力的变化（所以研究者决定采用一系列测试测量记忆力和认知加工速度）以及大脑总体结构上的变化。他们还采用了磁共振技术对受试者的大脑进行扫描。该项研究发现，那些在 1999 年身体更强健、更富有活力的双胞胎在 2009 年进行的认知测验中的成绩更高，脑部总体结构也更优。该研究还发现，运动和体能起到了"保护作用"，减缓了因上年纪带来的认知能力的变化。

早前有一个测试，测试体育活动对苏格兰老年人的认知健康状况的影响。最近，另外一项研究重启了该测试。1947 年的夏天，社会科学家们对苏格兰每一个 11 岁大的孩子进行了智力测验。将近 60 年后，爱丁堡大学的科学家们找到了他们中的 1 000 人，重新进行 1947 年原来的那个智力测验，即莫雷·豪斯测验第 12 号（Moray House Test No.12），然后又给他们一系列新测验，以此评估他们的心理健康状况、身体健康状况等。两年后，他们都接受了磁共振扫描。现在这组受试者被称为"1936

　科学休息——迅速恢复精力的高效休息法

年洛锡安出生组研究项目",因为他们现在的测试成绩可以和他们自己在 11 岁时候的成绩做对比。这组受试者给我们提供了大量关于影响大脑衰老因素的信息。在其中一篇文章中,科学家们指出,体育运动水平和大脑各区域之间的连通性、白质的容量和密度之间存在正相关。

还有研究者在过去数年到数十年时间里跟踪研究了数万名护士、英国公职人员以及从事其他职业的人,他们一致发现:体育运动和老龄化之间存在正相关。这些研究中有很多都表明,在你四五十岁的时候,也就是你可能家庭生活和工作最繁忙的时候,也是你最容易找到借口不去锻炼的时候,如果你积极参与体育活动,它带来的益处会持续几十年:中年的时候进行体育锻炼能降低患上慢性疾病的风险和晚年患上阿尔茨海默病的风险。但是你也没有必要像奥尔加·库特尔库那样为了获得体育锻炼给晚年带来的认知和身体上的益处,在四十几岁的时候还去当运动员。库特尔库是位加拿大运动员,在 94 岁去世之前,她赢得了几百个老年田径运动会的比赛。科学家发现该养生之道对于大脑结构有着显著影响:与其他同龄人相比,库特尔库的大脑灰质更完整(这与推理能力、自控能力和规划能力的提高是相关的),而且各向异性分数(衡量大脑连通性的一个指标)水平更高,因此她的大脑更健康,有助于她在认知和记忆力测试中取得好成绩。非比寻常的是，尽管库特尔库在一个农场长大，当了一辈子老师，但她直到晚年的时候才开始参加比赛，77 岁的时候才开始训练。

这些研究有助于解释有些科学家、作家、画家和建筑家在他们的竞争对手都累垮了之后的几十年时间里，是如何设法保持高效多产的状态的。建筑家勒·柯布西耶经常游泳，他 77 岁过世前还在游泳，当时他手里还有 4 个工作项目。查尔斯·达尔文 72 岁去世，在他去世前的几周，午后时光是在小路散步度过的。谢林顿和他的学生在漫长的学术生涯中取得了杰出的成就。怀尔德·潘菲尔德创建了蒙特利尔神经病学研究所，开创了用手术治疗羊痫风疾病的先例，并采用电极刺激大脑的方法绘制了第一幅大脑皮质的功能图。霍华德·弗洛里在 1935 年回到哈佛大学管理邓恩病理学院，和厄恩斯特·钱恩主持了对抗生素青霉素的研发。约翰·艾克尔斯在哈佛大学一直待到 1937 年，然后返回澳大利亚，在澳大利亚从事关于中枢神经系统中化学性信息和电信息的研究，并因此和其他科学家共享了 1963 年诺贝尔生理学或医学奖。这三位科学家待在实验室的时间都很长：潘菲尔德有时候得花几天时间密切观察刚做过手术的病人，艾克尔斯的实验经常持续 36 个小时，而弗洛里早期对青霉素的研究要求邓恩病理学院夜以继日地工作。但是，即便是在

　科学休息——迅速恢复精力的高效休息法

最繁忙的时期，他们也一直热衷于体育运动：在周末和假期，他们都留出时间，要么打网球，要么投身帆船运动，或者修建一座大花园（甚至有个玫瑰的品种就是以弗洛里来命名的）。考虑到在中年从事体育锻炼给晚年时候的健康和认知带来的重要影响，有些人到了八十几岁的时候还有著作出版，也就不足为奇了。人们通常认为，除非是你自己想要做出改变，否则年轻时候的才华就会枯竭。

约翰·弗尔顿好像是谢林顿研究团队中最具前途的一个，但却成了反面教材。和其他人不同，他没有留出时间来休息或锻炼以应对工作压力；相反，他养成了酗酒的习惯。到 40 岁的时候，他已变成一个酒鬼，最终丢了实验室的工作，也失去了教授职位。他偶尔会展现出以前在写作方面的才华，但在多年不断的戒酒失败之后，弗尔顿于 1960 年他 61 岁的时候去世。

伯尼斯·艾杜生和她同事的研究结果、剑桥数学荣誉学位考试的佼佼者的事例、谢林顿和他的团队、科学家兼登山者、学者兼运动员，林林总总都给那些想要在繁忙的日程安排和创新之间找到平衡的人提供了宝贵经验。尽管维多利亚时代的很多博物学家、小说家、作曲家和超现实主义画家都是取得创造性成功的典范，但他们的日常生活好像有点过于无拘无束，在当今无法成为我们效仿的榜样。很多这样的人物也是出色的运动员（如果没什么好处，你肯定不能像查尔斯·达尔文那样经常一天走上 10 英里）。很多热爱运动的科学家、医生和政治家的生活和我们的生活有一个尤其相似的地方——成功的科学家都超级忙碌。他们得撰写资金申请书，给本科生授课，指导研究生，管理实验室，帮助管理系部，然后有时间才能做科学研究。如果你在一家企业的研发实验室或者在一家刚成立的公司里工作，尽管工作不同，但却同样繁重。而且，你的表现越突出，要求你参加的委员会、专家小组、会议、工作组就越多，承担的评审工作也就越多。

换句话说，学术事业上的成功会招来让人分心的事，就像磁铁会吸住铁屑一样。艾杜生研究的那些科学家的日常生活看起来更像是外科医生或律师的生活，而不像是小说家的生活。他们的日历上全标注着各种待办事情的最后期限，被形形色色的委员会的工作压得喘不过气，时间也被分割得支离破碎（更不用说还有孩子、家庭和其他事情了）。但是他们当中最能干的人却可以经常从实验室挤出时间去远足、冲浪、攀岩、打网球或者跑步。他们颠覆了我们原来认为科学家就是孱弱的书呆子的形象。他们从运动中获益匪浅。脑力劳动并不直接运用肌肉的力量，但它对身体的要求也很高：一次就得连续好几个小时保持精力高度集中，做完科学研究后还要从事行政管理，做完手术出来还要到会议室开会，这一切都需要体力。同样，运动锻炼对于应对职业生涯的种种压力和诸多不顺也非常重要。它能让你长寿、健康，还有助于你保持智力优势，为你的人生保持更持久的创造力。

当我们把工作和休息对立起来，或者把运动排在最后，那就会有沦为艾杜生研究中低成就者的风险。运动使得艾杜生研究中的明星和其他很多成就杰出的团队学术生涯持久、成果丰硕。那些人一方面积极投身锻炼，另一方面取得了世界级的成就。对此，我们不应该感到奇怪。我们应当意识到，正是积极投身锻炼，才让他们取得了世界顶尖的成就。

09
深层游戏让你充满活力

对一个公众人物来说，培养一种业余爱好、
一种新的兴趣，尤为重要。

——温斯顿·丘吉尔

创客盛会是硅谷引人入胜的定期活动之一。每年，工程师、发明达人、高科技艺术家、匠人、科技教育家汇聚一堂，各种场景汇集在一起：像一次热闹非凡的集市，像一次麻省理工教职工的创意交流会，像航天飞机发射成功时的欢呼雀跃。自制的蒸汽朋克服装和在开发者大会上穿的羊毛套衫成为不二选择。在这里你可以吃到油炸食品和棉花糖，尝试"霰弹枪喝法"①来

---

① 即在易拉罐底部开口，将易拉罐立起的同时把拉环打开，让酒液快速从底部的开口通过气压和重力迅速进入饮用者嘴里的一种暴力喝法。——译者注

品尝下家酿的啤酒，还可以观看 3D 打印（什么都可以打印出来，从巧克力到赛道无所不能）。这些展览非常巧妙地把高科技艺术和 Arduino 微型控制器结合起来。只要是能动的东西，细分参展商就想要给它安装上喷火器，至于那些不能动的，大部分也被装上了喷火器。仅仅一个周末，创客盛会就消耗了大量的丙烷，OPEC（石油输出国组织）会计师的心里都会觉得暖洋洋的。《疯狂的麦克斯》的世界里如果有电商平台 Etsy，里面卖的可能就是这些东西了。

一头高 18 英尺、重达一吨、名叫拉塞尔的机器长颈鹿矗立在创客盛会。这头电动长颈鹿是整个创客大会上的"大"明星。孩子们聚在它身边，既痴迷，又兴奋。孩子们抚摸它，它就会有反应：如果轻触它鼻子上的触摸式传感器，它身上的灯就会开始闪烁，并且发出叫声。这位大明星的吸引力从不过时，某种程度上来讲，在每次创客盛会上，它都会有些变化。林赛·劳勒一年到头都在摆弄他自己发明的这头长颈鹿，改进控制，使它更灵敏。在创客盛会上看到它就像是遇见了老熟人一样：你俩各自都有了变化，因此再次邂逅总是令人愉悦。

和其他所有动物一样，这头长颈鹿也会进化，在不同的环境中茁壮成长，比如在火人节——一个一年一度的艺术节，一个乌托邦城市，一个避世之所，一场狂欢舞会，每年在内华达州黑岩沙漠巨大的干涸湖床 Playa 广场举行——上亮相。有一年，劳勒穿成斑马的样子参加火人节。他觉得，一头能行走的机器长颈鹿穿梭于旷野中驰骋的改装车中，这再合适不过了。当然，这些车都是在变异车辆管理所注册了的。如果你真想弄个什么东西吸引人们的眼球，那它得灯光明亮才行：很多艺术作品和实验性建筑在夜间都绚烂夺目。在一块平淡无奇的空地上，如果很高，也会引起大家的注意。也就是说，稍微高一点点，比如骑在长颈鹿的背上，那你看到的景象就会让人惊叹不已。

2004 年末，劳勒开始制作长颈鹿。下班回家后，他就一头扎进车库的加工车间，晚上的时间都待在那里；周末，他一天在车间待 8 到 10 小时：焊接零部件，测试发动机，调试挡位。距离 2005 年火人节开幕只剩下一个月的时候，他每天都弄到凌晨三四点。

一开始，制作这头电动长颈鹿只是副业，但是这个一吨重的机器长颈鹿好像有了生命一样。在接下来的几年间，劳勒不断改进。他说，"这可不像是修理一辆 1957 年的雪佛兰"，因为汽车有一个理想的初始状态；这更像是"一幅永远都画不完的油画，你得不停地修改，不停地画下去"。上次参加创客盛会时看到的长颈鹿在头和脖子上新安了灯光和传感器，这次这些运动传感器又升级了。每一年，这头长颈鹿都有变化，互动性更强，也更有意思。

这头电动长颈鹿的故事告诉我们，业余爱好可不仅仅是消遣。在恰当的条件下，业余爱好和运动就变成了人类学家和心理学家口中的"深层游戏"，也就是一些本身就有益的活动，但又体现出层层深意和对个人的重要意义。游戏，是我们参与的最重要的事情之一。小孩和动物幼崽就是通过嬉戏来提高一些必要技能的。孩子们学会如何与他人合作，遵守规矩，丰富自己的想象力，增强身心，淡然接受失败。参与游戏是自发的，具有内在的好处，能让你的身心投入，而且还充满想象力，因此，参与游戏往往有很强的吸引力，轻松不费力。即便有时它对体能有挑战，或者让你感到不适，这可与你拼命干一天的工作截然不同。

在一篇关于巴厘岛斗鸡的文章中，人类学家克利福德·格尔茨使得"深层游戏"这种说法流行起来。时至今日，这篇文章仍是经典。纯粹靠运气的简单游戏，比如掷色子或者三牌赌一张 ①，以及任何简单的电子游戏都不是深层游戏。这些游戏给你带来的是片刻的欢愉或消遣，肤浅的游戏并不会让你学到在生活中能用到的技能，也不能让你更了解自己。相反，深层游戏

---

① 将三张牌亮明后翻过来并打乱位置，赌者将赌注下在其中一张上，看是否赌中。——译者注

不仅仅是指游戏本身。在巴厘岛，斗鸡能表明你财富的多少和社会地位的高低，折射出村落之间的世仇，也有一些在斗鸡之外的其他场合被绝对禁止的暴力和愤怒。有了竞争，深层游戏的赌注也就有了很高的象征意义。深层游戏只涉及个人，它带来的持久的好处和满足，是肤浅游戏所不能的。

创作中的一些活动要成为深层游戏，就得具有如下四个特征中的至少一个。

第一，深层游戏要能让你思想投入。它要给玩家提出挑战，让他们解决问题。像所有的恢复体验那样，参与其中是很轻松的，玩家很容易就能上手。深层游戏或者赋予玩家机会来了解新事物，或者了解自身，这些东西他们在工作中是做不到的。

第二，深层游戏给玩家提供了一种新的环境，他们在工作中使用的技能在新的环境中同样可以得到运用。运用这些技能，人们就会乐于在工作和休闲活动中都使用这些技能，这就不足为奇了。实际上，在一个新的游戏中发现这些技能非常有用，这本身就会带来一种满足感。

第三，深层游戏给我们带来的满足感和工作带给我们的满足感是一样的，但是由于它们在参与方式深度或节奏上的不同，也带给我们不一样的、更明确的回报。本·克让兹描述说，开发应用软件和演奏音乐一样，都需要和聪明人协作，与观众互动，需要选择如何解读并演奏音乐，这个例证充分表明我们可以在不同的领域获取相似的回报。习惯于开放式问题的研究者和在动荡时期掌权的领导人或许会发现，一些活动，如果有明确的界限、确定的范围、清晰的规则和明确的奖励，那它们就是深层游戏。对于那些多年来致力于研究项目的科学家和作家来说，几天就能顺利完成的游戏会带来深深的满足感。习惯于在亚原子和宇宙层面思考问题的科学家或许会乐于面对来自人类世界的挑战。

第四，深层游戏能够与玩家的过往经历建立起生动的联系。以玩家和父母一起做过的事情为基础，让玩家想起童年时期的家庭生活或者是自青少年时期开始就一直做的事情，或者以其他方式使过去的回忆变得栩栩如生。

全身心的投入、新环境下技能的使用、通过不同方式获取的相似的满足感，再加上与过往经历的联系，这就使得深层游戏成为能有效摆脱工作的一种休息方式，成为从工作挫折中获得片刻喘息、恢复精力的源泉。从深层游戏中获得的回报是如此丰厚，值得我们投入其中。深层游戏能带来冲劲儿，推动玩家朝着他们以前从没想过的方向前进。

有创造力的人并非因自己活力充沛、高效多产而投身深层游戏，而是深层游戏让他们变得活力充沛、高效多产。

1928 年，诺曼·麦克林在芝加哥大学读研一时，和年迈的阿尔伯特·迈克尔逊在大学的方庭俱乐部打了整整一年的台球。[22] 那个时候，迈克尔逊已经是美国最知名的科学家之一。作为第一位获得诺贝尔奖的美国人（他获得了 1907 年诺贝尔物理学奖），迈克尔逊设计了一系列的工具来测量光速，达到了前所未有的精度。一开始他和爱德华·莫雷一起做实验，这些实验后来成为历史上最著名的失败实验。那个时候，物理学家都假定光波、无线电波以及其他电磁辐射都在"以太"中传播，就像是这些波在水中传播一样。迈克尔逊和莫雷设想，使用一个干涉仪将一束光分成两半，以相互垂直的角度再发射出去，就可以侦测到两束光相对于以太运动的速度变化。与预期相反，他们没有检测到任何变化。但是，这个实验设计非常精妙，被看作是对以太理论的沉重打击，为爱因斯坦的广义相对论扫清了障碍。

迈克尔逊–莫雷实验成为科学史上的里程碑，但是也差点击垮了迈克尔逊。在研究中期，迈克尔逊精神崩溃：连续加班几个月，紧张地设计精密仪器，经济窘迫，还有一些个人问题，再加上上司对他的研究也不在意，最终他心力交瘁。在疗养院休养了三个月后，他返回继续工作，但是现在他更加注意自己的精力，会刻意休息。他开始打网球，成为第一个掌握上旋击球

　　科学休息——迅速恢复精力的高效休息法

的美国人，并且在下午上完课和做完实验后就去散散步。一些迈克尔逊小时候就参与的活动也让他慢慢恢复。迈克尔逊成长于19世纪50年代加州内华达山脉的一个采矿城镇。他的妻子回忆说，淘金热期间，这样的城镇吸引了"无数受过良好教育的人来淘金，有个热心的小提琴手教小阿尔伯特拉小提琴"。现在，迈克尔逊又重新开始早上拉小提琴，他的后半辈子都坚持了这个习惯。到了夏天，他开始绘画，参加帆船运动，这些都是他原来在美国海军学院学的。

后来，迈克尔逊上了年纪，在网球场跑不动了，便转打台球。为什么要选台球呢？第一次看见迈克尔逊打台球的时候，麦克林就认定这就是他小时候看到的20世纪早期蒙大拿当地酒吧里打球人的形象。迈克尔逊甚至看起来就是那样："瘦小、身材修长、帅气"，穿着"高领、硬领的衣服，留着尖尖的小胡子"，非常适合玩扑克牌和在台球城打台球。

迈克尔逊求助于深层游戏，以此来保持设计那些精度难以想象的仪器所需要的体力和脑力，这些仪器精确到能检测到光的波长的一丁点儿变化。他的这些选择既体现了他的修养，也体现了他的天赋。我们很容易想象，小提琴或者球杆怎么激起童年时这个满是欧洲淘金者和酒吧的采矿城镇的点滴记忆。但是，正如麦克林所说的那样，迈克尔逊同样是个"心灵手巧的人"，这些游戏"要用到诸如球杆、画笔、琴弓，最重要的是那个开着狭缝、安装了一些银镜的箱子（迈克尔逊－莫雷实验的仪器）"，从中他都可以获得愉悦，并且他认为这些游戏相互依存、相互促进。这都再正常不过了。

对于温斯顿·丘吉尔来说，绘画也是一种深层游戏。[23] 因为加里波利战役惨败，丘吉尔从海军部辞职，发现自己被排挤在外（这可不是他人生中最后一次），在有些事情上自己无能为力，于是在 1915 年他开始绘画。在一本小书《画以怡情》中，丘吉尔解释了艺术的魅力，从这本书的名字就能看出端倪。他一开始就说，忙碌的人要养成休息的习惯，依照自己的性情，总得做点什么。他认为，"仅仅暂时停下日常的主要几个兴趣爱好是不够的，必须要找到新的兴趣点才行"。值得庆幸的是，通过休息，更是通过对大脑其他区域的使用，大脑里困乏不堪的那些区域才得到休息和不断增强。

丘吉尔发现，绘画是一种重要的消遣，因为绘画需要你全神贯注，但这种精力集中的状态是很容易做到的。他说："我不知道还有什么事情能让你思想完全投入而又不会让身体疲乏不堪。""不管你现在有什么样的担忧，或者未来有什么样的威胁，一旦你开始作画，脑子里就没有思考这些事情的空间了。"绘画给我们源源不断地提供新的主题，让我们掌握新技能，赋予我们充满挑战的人生。"每前进一步都硕果累累。然而，在你面前这条路没有尽头，你只能不断攀登，不断提高自己。"

绘画的其他特质还能让军事和政治生涯变得有趣。丘吉尔说："在所有的战役中，对总司令的要求通常有两点：第一，为军队制订精密的计划；第二，保持强大的储备。这两点对于画家来说也是必需的。"他写道，绘画"就像是一场战役"，或者说"像展开长篇累牍、环环相扣的论证。它们的指导理念或多或少是一样的"。一幅由 J. M .W. 特纳绘制的大尺寸油画"不管是在其质量要求上还是在其强度上，都和军事行动一样"。不管是作战还是绘画，都要求对摆在面前的问题进行仔细研究，要熟知"上尉过去的战绩"，不管是在战场上还是在画廊里的战绩。

同时，丘吉尔还发现，绘画又不同于政治。"绘画很好玩。这些颜料看起来非常漂亮，挤出颜料时的感觉非常美妙。"这种激情使得绘画成为令人愉悦的调节剂，让你能摆脱各种苦差，比如阅读报告、批阅备忘录和参加各种会议。

很大程度上来讲，丘吉尔对绘画魅力的说法是他个人的感受。很少有画家会把自己和司令官或者演说家做类比。但是丘吉尔的说法也传递出重要一点：是你自己主动把工作和深层游戏联系起来的，它们之间的关系可不是简单地等着被发现。

另一种受人欢迎的深层游戏就是帆船运动。对于科学家和工程师来讲，帆船运动需要他们在工作中用到相同的解决问题的能力和观察能力，但其爆发更迅速、更剧烈，对体能的要求更高。第一款鼠标垫的发明者、工业设计师杰克·凯利推动了现代办公室隔间的设计。他认为，在担任办公家具公司赫曼米勒设计主管期间，周末到密歇根湖跑跑步"能使他的思考过程焕然一新"。维多利亚时期的物理学家威廉·汤姆森在热动力学和电磁学方面的研究改写了 19 世纪的物理学，他夏天大部分的时间都是在游艇"拉拉露哈号"上度过的。他是一个出色的水手，但他同样把游艇看作"能得到的最安静、最好的工作场所"，而且，遇到难题时，他就会"躲到"游艇上。

生物物理学家布立顿·强斯独立创作或与他人合著的文章达 1 500 篇，被授予的专利超过 200 项，他还获得了 1952 年赫尔辛基奥运会帆船比赛的冠军。对他来说，帆船运动就是更深层的游戏。巧的是，布立顿·强斯一家都喜欢帆船运动：他从父亲那里学会了帆船运动，然后又教会了他的 11 个孩子。帆船运动成为展现他技术创新的又一领域：他十几岁的时候就发明了帆船自动驾驶装置；长大后，他又发明了另一套系统（但很快就被赛事官员认定为违规），这套系统能在船头的水域注入减阻长链聚合物。帆船运动也有助于大脑的恢复。在担任宾夕法尼亚大学约翰逊基金会主席期间，每周有 60 小时的工作，周末的比赛带给他梦寐以求的休息：一个学生回忆说，在驾车从费城去往新泽西巴尼加特湾的路上，他们的谈话内容"从以前几乎只讨论科学研究变成了现在几乎只讨论帆船运动"。为参加1952年奥运会，强斯的训练准备给他提供了时间更长、更富有成效的喘息之机。布立顿·强斯后来说，工作多年之后，这次训练期间，"帆船运动完全占据了上风"。这次的休假不但没有阻碍事业发展，"还让我的研究更加活力充沛。征服了大海之后，我已经做好充分准备迎接更大的挑战，去征服生物化学的未知领域"。

在科学研究和登山两个领域都闻名遐迩的科学家都会参与一种特别严谨的深层游戏。与其他科学家去度假不同，他们认为登山是一种强烈的自然崇拜，这些登山者把登山看作创新的平台、创纪录的平台。要不断探索新的登山技巧，攀登越偏远、难度越大的山脉，就意味着你得把大把的时间和精力花在同事们或许认为是分神的东西上。那么，是什么使得这些投入变得物有所值呢？答案就在于，攀登些难度更大、更冒险的山脉带来的是全身心的投入，让登山者找到登山和科学之间更紧密的联系。

不像是长时间散步或者远足期间你可能会走神儿，登山要求你思想高度集中。澳大利亚心理治疗师、经典作品《追寻生命的意义》的作者维克多·弗兰克尔说："登山是我唯一不会去想下一堂课或者下一本著作的时候。"在这样一个时代，你的成就取决于你诊治病人的多少、授课的多少和出版著作的多少，但"当我来到岩壁面前，脑子里除了攀岩，绝不会还想着其他的事"。西雅图艾伦脑科学研究所主任、世界顶尖神经科学家之一的克里斯托弗·科赫也有类似的经历："当你站在悬崖边，当你吊在绳子最危险的一头，你就会对世界有超级清醒的认识。这就是一种沉思，因为你和整个世界、和周围环境融为一体，你必须非常关注岩壁上任何一点不平整的地方，以至于你的内心，也就是那个在你脑子里经常对你说三道四的人，现在都得完全保持沉默。"

顶级的登山运动需要科学家们在工作中用到的一些相同的技能。物理学家亨利·肯德尔因证明夸克的存在而与其他科学家分享 1990 年诺贝尔物理学奖，他把在实验室从事研究的天赋带到了登山运动中。20 世纪 50 年代，他和斯坦福大学的其他登山者一起创造了自由攀登的一种新方法，这种方法强调自然形成的抓点，并且用绳子来确保安全，而不是用来起支撑作用。几十年后，他还发明了一种用于攀登冰岩的岩钉。肯德尔还是最早在攀岩中携带便携式相机并拍照的人之一。50 年代末期，他拍摄的约塞米蒂的照片使他成为体育界的罗伯特·卡帕或者安塞尔·亚当斯 ①。在诺贝尔获奖发言中，亨利·肯德尔不仅谈到了摄影和登山之间的相似之处，还谈到了它和物理学之间的相似之处。他乐于探索那些"人们从未触及的领域"，不管是无人涉足的山峰还是神秘莫测的原子核。他说："世界之美，令人叹为观止。物理学的深度层面，深入到事物的核心，同样妙不可言。"而且，"我们能看到的宇宙同样惊艳。我喜欢去发现这些美，去探究这些美。这就是为什么我要摄影"。南科罗拉多大学数学系教授约翰·吉尔借鉴体操运动创造了一种速度更快、更流畅的攀爬方式，并指出，技术难度高、世界一流的攀岩也有可能出现在离地只有 10 英尺的地方，由此开创了现代攀岩运动，也就是现代室内攀岩墙。他看到了攀岩和数学之间深层的相似之处。在这两个领域中，你都在"运用一种巧妙的、流畅的、极简的方式追求那个有趣的结果，最好是一种出乎意料的结果"。当你开始攀登的时候，"要做一些以前没做过的事，这不仅要求你有强大的力量（不管是体力还是脑力），还要求你有一定的洞察力，能取得突破性进展"。最后，"两种活动带来的回报都是给你几乎源源不断的启示"。[24]

对于路易斯·赖卡特来说，"确立一条攀登线路就好比设计

---

① 罗伯特·卡帕，匈牙利裔美籍摄影记者，20 世纪最著名的战地摄影记者之一；安塞尔·亚当斯，美国著名摄影家，提出了区域曝光理论。——译者注

一项实验"。这两种活动，"很多情况下，你甚至都不知道该要掌握些什么才能解决问题。因此，你得一步一步来，发挥你最精明的判断，希望能得到最满意的结果"。20 世纪 60 年代，路易斯·赖卡特还在斯坦福大学读研究生的时候，就开始登山，也因世界优秀的大脑研究专家而声名鹊起（他研究的是神经营养因子还有其他维持大脑运转的蛋白质），与此同时，他也作为"世界上体能最强健、能力最优秀、意志力最坚定的登山者"而为世人所熟知。路易斯·赖卡特确立了一些难以企及的山峰的攀登新路线，令世人瞩目。1973 年，他登上了世界第七高峰——尼泊尔的道拉吉里峰，在海拔 7 800 米之上待了超过三周，并且在没有辅助供氧的情况下登顶。1981 年，路易斯·赖卡特成为第一支攀登 K2 峰（乔戈里峰）的美国登山队成员 25；两年后，他从珠峰东坡登顶，这条线路甚至连埃德蒙·希拉里都拒绝尝试，他宣称，"其他那些更愚蠢的人或许会尝试这条线路，但是我们不会"。光规划在喜马拉雅山脉的探险就得好几个月，因此，登山者不会考虑重复他人的线路；"正如在科学研究中，你要做一些新的东西。你要做一些别人没有做过的东西。"如果没有了挑战，如果没有失败的可能性，登山和科学研究都将一文不值。

从另外一方面来讲，艰苦的登山与科学研究也有不同。对于亨利·肯德尔来说，登山的魅力一方面在于"可以从一种宏

　　科学休息——迅速恢复精力的高效休息法

大的视角欣赏这些山峰，这与他专业研究的微小的东西截然不同"。与物理学不同，登顶成功耗时短、确定性强。而费时耗力的复杂物理实验可能要花几年的时间才能获得资助，并完成实验，即便完成，结果仍然不确定。登山耗时更短，结果明确：要么你解决摆在你面前的各种困难然后成功登顶，要么失败。即便攀登路线不明确或者困难重重，但目标是明确的。

最后，登山给我们带来一种全新的视角，而这在竞争激烈的科学领域里很难获得。肯德尔的朋友、登山搭档赫伯特·德·斯塔厄布勒说，像肯德尔这样的登山者不仅"有技巧、有体能、有力量"，还有韧劲儿，"要形容在那样的高度完成登山任务所需要的特质，'自信'这样的词语都显得苍白无力"。肯德尔的同辈尼克·克林齐指出，在登山中，你"肩上的责任比你在任何研究中的责任更大"。"以生命为赌注"给人"一种责任感和成熟感"，这是很多学生没有的。正如赖卡特所说的那样，它让我们认识到失望的经历和"真正灾难性的经历"是不同的，比如申请的经费没有获批和失去一位登山的伙伴。他说，实验室里的失败"所带来的后果和登山失败的结果绝不相同"。

还有些深层游戏的方式，在坚持几十年后最终成为第二职业或带来了出乎意料的杰作。

1960 年，70 岁的神经外科医生怀尔德·潘菲尔德从蒙特利尔神经病学研究所退休后，创作成为他的第二职业。从那时起到 1976 年去世，他创作了两部小说和四部纪实文学作品。但是，成为作家的想法酝酿了几十年。从潘菲尔德 1909 年进入普林斯顿念大学起，直到 1943 年他母亲去世，他一直非常诚挚地给母亲写信，而且通过这些信件（总数超过 1 000 封，里面谈到了他的学习、旅行和他的家庭生活），他养成了定期写作的习惯。实际上，潘菲尔德的第一本小说是他母亲开了个头，然后他不断改写、续写完成的。从这个意义上来讲，潘菲尔德写给母亲的信一直没有中断过。即便是最具专业性的《思维的奥秘》[26]，也隐隐约约有些自传的味道：该书探讨了思维和大脑之间的关系，这些问题是他 60 多年前还在普林斯顿上大学的时候遇到的，从那以后就一直萦绕在心头。潘菲尔德把这本书献给了他的导师查尔斯·谢林顿。

现在，手机短信、电子邮件盛行，我们很容易忘记过去人们要花多少时间和精力来给家人和挚友写信，也很容易忘记几十年后这些来来往往的信件是如何装满几大箱，成为人们一生和感情的见证。这么多的信件都是人们亲自书写的，这也就说明经常写信可以让作家的职业天赋更敏锐，养成良好的写作技法，提高他们的观察力和反思能力，并且让他们可以玩味语言文字。这有助于解释其他一些我们喜欢的作家为何大器晚成。

比如，约克郡兽医阿尔弗雷德·怀特在孜孜不倦地给住在格拉斯哥的父母写信多年之后，在20世纪60年代末才开始创作小说，那时候他已经四十多岁了。将近十年的时间里，他晚上的时间都花在了家庭娱乐室的奥利维蒂牌便携式打字机上（很容易想到，从他给父母写信到努力创作这期间，他已经投入上万小时练习写作了）。作品被拒多年之后，他开始关注自己最擅长的东西：动物、约克郡和乡村兽医的生活。他的第一部小说集在1970年出版，就像他在《如果他们会说话》一书中一样，他用詹姆斯·赫里奥特作为笔名。即便是创作事业蒸蒸日上，他也从未放弃写信的习惯，也从未在客户中宣传过这本书。正如他对儿子所说，一头牛才不会在乎你是不是奥斯卡·王尔德（但是，他的母亲开始爱上了自称是詹姆斯·赫里奥特的妈妈）。

兰心大剧院的经理、老板布莱姆·斯托克在担任杰出的莎士比亚戏剧演员亨利·欧文的秘书期间，创作了一部作品，成为19世纪最经久不衰的小说之一。在都柏林当上公务员、兼职评论员和作家之后，1878年斯托克加入兰心大剧院。他继续兼职写作。1890年前后，斯托克开始创作一部小说，这部小说糅合了中世纪历史、哥特式小说、带有神秘主义和超自然色彩的维多利亚时期的魅力等多种元素。他仔细观察了伦敦戏剧界和欧文的社交圈子里的演员、作家、知名探险家、政治家和警察，把来自这里面的有趣细节写进了这部小说。暑假期间，他就在海滨城镇惠特比进行创作（这个城镇后来成为这部小说里故事的主要发生地），然后又来到苏格兰一个更偏僻的山村克鲁登湾继续创作。他提笔创作 7 年之后，也就是 1897 年，《德古拉》问世。

《霍比特人》《魔戒》的作者 J. R. R. 托尔金的生活成为深层游戏造就经久不衰的文学作品的最佳例证。托尔金是牛津大学教授、杰出的学者，育有 4 个孩子。他的朋友圈很有意思：他是约翰·艾克尔斯长子的教父，和 C. S. 刘易斯又是挚友，而且他俩还是牛津大学作家非正式组织淡墨会的成员。他的传记中几乎没有什么能预示他以后会崭露头角，成为 21 世纪最具想象力的伟大作家之一。托尔金的想象力深厚，但这一点多年来不为外人所知。在妈妈的鼓励下，他小时候就对语言产生了浓厚兴趣。很少有孩子会因为希腊语"流畅、抑扬顿挫"而对其"绚丽的形式"着迷，当火车轰隆隆地从卧室窗外驶过的时候，也很少有孩子会去体会火车上的威尔士名称给人留下的印象，但是托尔金就会。他构建了自己的古体语言和它们现代的表达形式，编制了字母表把它们对应起来。托尔金 12 岁时，母亲去世，这给这个开朗的孩子留下了一种生活是很悲惨的印象，在他的脑海里，母亲、乡村的生活和对语言的追求交织在一起。创造新的语言，构思这些语言的用武之地，成为追忆母亲的一种方式。

几十年以来，托尔金私下里坚持语言的创造。在牛津，他研究了中世纪的语言和哲学，然后以芬兰语为基础创造出一种新的私人语言（后来这演变成《魔戒》里高等精灵的语言），而且，为了更好地破译一些古老的文字并创造一种新的书写体系，他还学习了书法。他开始创作现代版的古代神话和史诗，故事主线围绕被他称为茜玛丽尔的三颗精灵宝钻的命运展开。即便是在他结婚成家、开始研究《贝奥武甫》的语言和中世纪英语语言学之后，托尔金仍然继续捣鼓自己发明的语言和神话。他开始把这些故事讲给他的孩子听。几年之后，他开始把这些故事写下来。有时候他也会把里面的一些想法拿出来，编入孩子们的童话故事，比如精灵的名字、魔法师或者地名。就这样，加上些神话和语言学的东西，表明故事背景发生在一个艰辛得多、黑暗得多的世界，精彩的童话故事《霍比特人》水到渠成。《霍比特人》和《魔戒》就是几十年的深层游戏——玩味语言、神话和讲故事带来的成果。

电动长颈鹿是深层游戏的又一意外收获。林赛·劳勒不是专业的动画师，也不是机器人技术专家。白天，他的工作是火灾报警系统工程师，长大后他的大部分时间都在从事这项工作。

他中学毕业后进入建筑行业，发现"在这个行业里几乎没有人会用电脑，如果你知道怎么操作电脑、怎么编程，你简直就是神"。安装火警报警系统和对系统进行维护很有意思：每栋楼都有细微差别，但是又必须达到规范标准，因此没有两个项目是完全相同的。这份工作也很稳定。在经济不景气的时候，公司都会将就着使用旧地毯和旧家具，但是没有人敢关闭火灾报警系统。

换句话说，这份工作不错，而且火灾报警系统是少不了的。但是劳勒说："这些东西藏在你看不到的地方，你可能永远都用不上。它们性能优异，但也令人厌烦。"他安装的系统最好从来都没启动过，他的工作也不被人们关注。最好的系统"一直尽可能保持安静，除非真正的紧急情况出现"。因此，从某种意义上来讲，你从来都不会真正地知道你的工作到底做得怎么样，并且人们对你的认同也很少。这份火灾报警系统的工作给了劳勒大把"出车工作的时间"，这段时间"你就可以做白日梦，放飞你的思想"。

电动长颈鹿让劳勒有机会去发明这项世人瞩目、个性鲜明、人们愿意和它互动的科技。它也用到了他童年时候就掌握的专门技能。20世纪70年代，劳勒在圣迭戈诺马角长大。他回忆说："我是家里的独子，而且我们家也不是那么富裕，因此我都自己做玩具。"劳勒制作了很多飞机模型，先摆好造型，从轻木板上劈下零件，然后再把它们粘在一起，这就形成了上层结构。他学会了修车，并和爷爷一起制造了沙滩车和用割草机来驱动的小型摩托车。"我这一辈子都在和结构框架打交道。这里面有很多的知识，能增长见识。"制作电动长颈鹿就直接利用了那些知识。劳勒说，实际上，"你会发现长颈鹿的框架和木制飞机模型是一样的"。有一个日本长颈鹿玩具机器人，它有一个中枢动力来控制长颈鹿的四条腿，这个机器人为他的电动长颈鹿提供了模板，它们几乎是一模一样的，因为只需要稍微做些修改，解决步伐不平稳的问题，在发动机和整体结构上增加些重量就行了。长颈鹿其他的部分，就是由着他的灵感和以前造模型的经验来"自由式焊接"了。因此，这头电动长颈鹿就是劳勒自己的延伸，是自我个性的表达，是连接他和过往的一个项目。

我留意到，在他的谈话中，劳勒从未把这头长颈鹿叫作"它"，而是叫作"他"。我问他是从什么时候开始不再把它仅仅看作机器。他回答说："从第一天起。"这头长颈鹿一直以来都是"我的朋友，是人，不是机器，也不是一个艺术品"。有时，深层游戏真的有了自己的生命。

有次在方庭俱乐部玩的时候，阿尔伯特·迈克尔逊告诉诺曼·麦克林，"打台球很有好处，但是它又不及绘画，而绘画又赶不上音乐，音乐又不如物理学"。对于迈克尔逊来说，即便台球、绘画和音乐都"不如物理学"，它们也赋予他机会恢复大脑的储备，让他可以走出实验室，非常愉悦地施展技艺，回忆童年和在墨菲营的生活。这些活动都是深层游戏的体现。不管它的形式是什么，深层游戏给我们带来的是和工作一样的挑战和满足感，只不过程度小一点、更直接一点。它赋予我们机会养成新技能，形成对生活的新看法。对于这些活动的选择，往往因人而异，也反映出深厚的个人兴趣和家族传统。深层游戏是刻意休息的重要形式，是富有创造力的人生活中不可或缺的部分。它让我们可以整合那些截然不同的、杂乱无章的活动，使它们成为有机整体，这样的生活要比简单地把它们堆砌在一起更加丰富多彩。

人们描述深层游戏所用的措辞给我们提供了重要的思路，让我们思考为什么深层游戏的过程如此有效、为什么深层游戏如此重要。登山并非只对科学家有吸引力，而其他人会觉得索然无味。很多 CEO、事业有成的医生、律师和银行家都热衷于登山，而且他们还经常用自己领域内的东西来比喻登顶的回报。还有些世界一流的登山者即使没有在驾车出行的路上，也是在为下次登山做准备；他们挣钱也是为了下次登山；还有些优秀的滑雪者和冲浪者也都是这样的生活方式。同样还有些科学家，他们也投身帆船运动，或者是音乐或艺术的发烧友，而且他们当中很多人都说，这些活动在很多重要的方面都类似于自己的工作。

对于那些富有创造力、硕果累累的人来说，户外活动体现的就是指引他们职业生涯前进的兴趣爱好，这种看法不仅架起了工作和休息之间的桥梁，还有助于将这些活动转变成深层游戏。对于迈克尔逊和其他富有创造力的人来说，深层游戏和工作并不相互排斥。前者同样是一种表达对自然的热爱的方式，需要挑战自我，渴望精力集中来解决问题。把它们看作相互连接的有机整体有助于将那些看起来好像是浪费时间、让我们分神的事情转变成生活的重要组成部分。尽管这些户外活动很耗时，但如上的观点足以让我们有充分的理由继续从事这些活动。

即使深层游戏也是围绕着浓厚的兴趣爱好展开，也运用了工作中相似的技能，但它划清了工作和游戏之间的界限。你或许觉得攀岩和科学研究之间有诸多相似，但你不可能悬在离地30英尺高的地方继续解方程式吧。不同于你竭力想要达到工作和生活之间的平衡，却最终把两者搅和在一起，也不同于一边陪孩子玩还能做其他好多事情，深层游戏需要你心无旁骛。

伯尼斯·艾杜生和后来的研究者在取得顶尖成就的科学家身上发现，这些科学家认为休息和娱乐紧密联系，甚至是一个有机整体的组成部分。正如卢－伯恩斯坦所说，优秀的科学家都有相同的信念："休闲的时间或者花在兴趣爱好上的时间对于他们的科研效率至关重要，因此对于他们的事业也大有裨益。"对于他们来说，弹钢琴或者绘画仅仅是"感知自然之美的另一种表现形式"。实验室、球场、攀岩墙以及报告厅交织在一起，兴趣和热情把这些不同的活动联系在了一起。相反，那些成就较低的人对于自己真正的兴趣爱好无话可说。他们"要么什么兴趣爱好都没有，要么觉得与他们的工作没什么关系"。艾杜生洛锡安出生组研究项目中成就较低的人认为他们只要工作越拼命，就能干得越好，而不是去发掘深层游戏的益处，最终，他们的事业深受其害。

最后，发现工作和其他活动之间的深层联系并把这些活动当成深层游戏，即便是人们在玩音乐、绘画或者远足的同时，也有助于创造性思维继续对问题进行思考。把数学和艺术看作理解自然之美的不同方法，或者把远足看作对自然崇拜的一种形式，抑或把登山和实验室的研究都看成解决问题的演练，这样，即便你的意识关注着动身出发或者打包离开营地，你的潜意识也更有可能继续思考这些问题。

10
如何利用休假恢复注意力和意志力

第一次学术休假的时候，我给自己找了好几个理由：
其一，我要打破生活的平淡无味和一成不变；
其二，我意识到，在不同的时间思考，我能想到不同的方案。
我知道休假会很愉快。
但我没有想到的是，这几次的学术休假会改变我的工作室的运行轨迹，
而且我都没敢想这几次的休假会带来滚滚财源。
但确实就是这样。

——史蒂芬·施德明

每隔 7 年，设计师史蒂芬·施德明就不再接洽客户，办公室也关门，休业一年。施德明出生于澳大利亚，在 1993 年开设自己的工作室之前，他从事广告行业，辗转纽约和中国香港两地。与他合作的有 Adobe 和宝马这样的公司，有古根海姆博物馆和现代艺术博物馆这样的博物馆，有《纽约时报》这样的刊

物，还有娄·里德、布莱恩·伊诺、滚石乐队和 Jay-Z 这样的音乐人。从施德明 1999 年为在底特律做讲座制作的一幅海报中，你可以窥见他的激情：这幅海报最大的特点就是以他自己的裸体为基础，把讲座的相关细节都雕刻到了皮肤里。施德明其他的作品也是大型作品，要投入大量劳力，而且独一无二。在阿姆斯特丹的一个广场上，100 名志愿者用了 25 万枚硬币，耗时超过一周，拼装出巨型图案"执着让我的生活更糟糕，但使工作更出色"。另外一幅作品由 1 万只青香蕉和熟香蕉组成；青香蕉拼出"自信出好成绩"的字样。这些香蕉变熟、变黑之后，这句话也就消失了。

1999 年，施德明开始筹划第一次的学术休假。他的公司经营良好，但是他担心工作重复乏味，没有了新意。因此，施德明通知客户，推掉了一些业务，在 2001 年的时候关店了。他做了最坏的打算：失去优势，客户也转投他人，设计界把他抛在脑后。当施德明休完假回来再开张的时候，他的脑子里充满了各种好点子：他可以更严肃地思考设计，而且这 7 年接了很多项目，也有了管理工作室的经验之后，现在他对设计有了新的认识：设计是一种使命，而不仅仅是一种职业或者说一份工作。客户们又回来了。如果非要说学术休假给他带来了什么，那就是它增添了施德明的神秘色彩。

学术休假真的有助于施德明的工作吗？你看吧，2005年，因为他为传声头像乐队的专辑《一生一次》所做的封套设计赢得了格莱美奖，还获得了全美设计奖。在2008—2009年第二次学术休假之后，他又获得了格莱美奖——这次是为大卫·拜恩和布莱恩·伊诺的专辑《要发生的一切将在今天发生》所做的设计，而且在2013年他还获得了美国平面设计协会金奖。他的展览"幸福秀"对行为科学和设计之间的相互关系进行了探讨，还加上了对幸福的自我体验。这个展览的想法就始于一次休假（幸福秀体现了施德明思想的发展变化过程，他后来说，因为在维也纳"很多人都坦然接受痛苦，认为和幸福相关的东西要么是'愚蠢的'，要么'只属于美国人'"）。

施德明一年的学术休假，正如他的工作一样，进一步提升了他的潜在优势。很少有人对自己的创造力和生意如此有信心，很少人有这样的财力，可以花一年来休假。但是他指出，即便在竞争非常激烈、日新月异的行业，停下工作去探索一些深层的思想，既是可行的，也能带来经济收益，并且正如他所说的那样，"去尝试一些我们通常没有时间做但却有趣的东西"。

在世界知名的艺术家兼企业家中，施德明并非唯一一个通过学术休假来探索和拓展自己技艺的人。西班牙大厨、分子美食学之父费朗·亚德里亚的餐厅每年都会关张半年。亚德里亚的餐厅名叫斗牛犬餐厅，在 20 世纪 90 代，在创新美食家眼中，这家餐厅可是世界知名胜地。显然，要进入这家餐厅用餐也是最难的：它一晚只接待 50 名客人（餐厅厨房的工作人员差不多就得这么多），一季也就 8 000 人，而预约名单上等着的人超过 100 万！亚德里亚说，在斗牛犬餐厅就餐是一次盛宴，就像是一场服装由亚历山大·曼昆设计、由比约克出演的先锋派作品。有些菜品运用泡沫和冰冻气体来传递味道。有些菜品看起来很相似，但它们却由一些意想不到的食材做成：一份意大利方饺可能用的是鱿鱼而没有用面，看起来像鱼子酱的东西其实是加了蜂蜜的甜瓜。还有的时候，亚德里亚又把熟悉的菜肴分解成原料食材：一份西班牙煎蛋卷由土豆打成的泡沫、洋葱浓汤、蛋清沙巴翁组成，然后再用高脚杯呈上。橄榄油作为西班牙烹饪中的主要原料，被制成了橄榄油切片，然后再卷成圈。有些菜品大受欢迎，而有的菜品就不好说了：用日本土豆和豆皮制成的方饺很快就被抢购一空，成为大家最喜爱的一道菜，而茶搭配上蛤蜊就只能说很成功地引起了大家的反感。为了创新，亚德里亚每年都要花上半年的时间来摆弄新食材，尝试新的烹饪方法，设计新的餐具（这家餐厅有时候会设计些新的餐具、盘子和杯子，菜品和盘子融为一体，有时候你都很难辨别哪里是菜、哪里是盘子）。在亚德里亚出师的学徒开设的餐厅里，主厨也效仿

　　　　科学休息——迅速恢复精力的高效休息法

他长时间的学术休假，他们使得斗牛犬餐厅成为世界上最知名的餐厅，直到 2011 年亚德里亚关门，之后他投身咨询行业，研究创意过程。

施德明在 2014 年接受一名西班牙人采访时说："学术休假是最好的商务理念，或许也是我这辈子拥有的最具创新的想法了。"他的故事表明即便是在竞争白热化的领域，用一次精心设计的假期来摆脱工作的日常事务，这能为你的创造力续航，有助于你发现新思想，或让你在现在的工作中找到突破。而且，这不仅仅适用于艺术家，科学家、作家、工程师甚至军官都能从中受益。

他们给我们的经验就是：有时候有必要以退为进。要跟上别人，有时候慢一步也有好处。

通常来看，公司的高管和非营利性机构的管理层可耗费不起一年或半年不上班，但是微软共同创始人比尔·盖茨身上的故事则表明，即便是每年仅仅一周——精心安排的一周不上班也会让公司领导受益。比尔·盖茨担任微软 CEO 和公司董事长的时候，他会有一周时间远离工作，同样还远离家人和朋友（实际上远离每个人，除了一名厨师和一名护工，他俩可不会干扰盖茨），这一周的时间他会在华盛顿西部的滨海小屋度过，在那里可以欣赏奥林匹克山的美景。他不会读斯宾诺莎①，也不会读科幻小说；他读的东西大部分都是非常专业的，涉及新科技和微软项目提案。盖茨在20世纪80年代就发现，要看清行业的发展趋势，要确定公司应该投资或开发什么样的新科技，要了解公司面临的机遇和风险，最好的办法就是腾出一周时间离开微软。盖茨的"思考周"关注的是特定的科技领域，比如在2004年，他在这一周的大部分时间所读的就是有关无线技术的文献。在著名的1995年思考周期间，盖茨意识到互联网对微软未来业务的重要性；其他几次思考周过后，他决定要让公司在浏览器、平板和网络游戏领域发力。

后来，微软和硅谷很多公司的高管纷纷效仿盖茨思考周的做法。并不是只有大公司的高管才会学术休假，总部位于纽约的初创公司Skillshare的CEO迈克尔·康亚纳普拉科恩一年中也有两次为期一周的休假。有的人在创建和经营公司多年后也会长时间学术休假，例如，加州南部酿造工艺先驱格瑞格·科赫在担任巨石酿酒厂CEO的17年后开始为期半年的休假，而南非人、奢侈品公司历峰集团创始人约翰·鲁伯特，旗下拥有卡地亚、江诗丹顿、沙夫豪森IWC万国表、万宝龙和其他公司，

---

① 荷兰著名哲学家。——译者注

他的学术休假时间是一年。很多 CEO 发现，远离办公室权术的压力，远离每日琐碎繁多的决策，不用每隔几分钟就要费心思在不同的事情上来回切换，这样他们就有机会从一个更宏大的视角来思考公司和整个行业。学术休假有助于提高员工的满意度，让休假归来的员工能更清晰地了解自己的工作和未来，提高他们的留任周期。

一些卓有远见的非营利性机构和基金会[27]同样开始提倡学术休假。2009 年一项对非营利性机构学术休假情况的调查发现，获得休假的人中 1/3 都提到，休假极大地有助于保持工作和生活间的平衡、改善家庭关系、促进身体健康。3/4 的人说，他们"对机构现有的状况有了更清楚的认识，或者有了新的认识"，87%的人说休假归来后对工作更加自信了。有趣的是，只有 13% 的人说，学术休假后想要跳槽。对于一些更小型的和刚成立的非营利性机构来说，创始人几个月都不在，董事会和员工有机会形成自己的工作节奏和工作风格。这与那些大公司是一样的。在大公司，休假可以给属下机会代理 CEO，尝试公司的其他职务，或者可以检验公司的继任方案是否可行。

正如三星电子所示，学术休假也对公司有利。1990 年，公司正全力拓展韩国本土之外的市场，三星开始在那些有潜力的高管中间推行海外学术休假计划。每年，200 人参加为期三个月的"新兵训练营",着重钻研语言、提升思考能力和加深了解本地风俗;然后在80个国家里选择一个国家,花6个月时间了解当地文化、广交朋友,从本质上来说,他们做的就是一个业余人类学家的工作;然后又是6个月,他们要参加一项自己设计的商业项目。十年内,这个训练营走出来的毕业生为三星的炫目崛起、成为全球知名品牌做出了贡献。现在,这个休假计划中走出来的毕业生遍布三星韩国公司和海外公司的最高管理层。

三星电子的学术休假计划施行的时间正值公司发展史上业务繁忙的时候,但是公司的休假为高管们提供了意想不到的机会来让他们可以培养新技能。比如,第二次世界大战期间的美军司令官们,在20世纪二三十年代刚刚成年,那时候,军队人数缩减,孤立主义盛行,再加上在太平洋和菲律宾基地的生活闲适,好像他们都没什么晋升的机会。很多观察家打赌,如果发生战争,那么赢得战争的将是在格尔尼卡服役的指挥官,而不是在马尼拉服役的指挥官。①然而,在第二次世界大战中参战的美国却涌现出了一批军事史上最优秀的指挥官。为什么会出现这些最优秀的指挥官?很多本来踌躇满志的年轻美国军官沮

---

① 西班牙中北部城镇格尔尼卡于1937年遭到纳粹德国的空军轰炸,而第二次世界大战初期,菲律宾作为美国的殖民地,在1941年太平洋战争爆发前都显得很安全。——译者注

丧地发现，正如未来的将军、第二次世界大战后德国的军事长官卢修斯·克莱所说，"你能得到就只有沾沾自喜"和认识了些只沉迷于打高尔夫和玩桥牌的军官。但是其他一些军官，就如西班牙名厨费朗·亚德里亚把他的空闲时间都用于不断尝试新的烹饪而不是玩牌一样，他们会利用非战争时期来掌握战略理论，研究经济学，学习外语，研究日本和德国军事力量的崛起。

比如，乔治·马歇尔在第二次世界大战期间担任美军参谋长，他一开始是约翰·约瑟夫·潘兴将军的助手，后来在美国陆军部任职。他利用被派驻中国的机会研究了日本的政治和军事扩张。1927—1932 年任本宁堡步兵学校副总司令期间，他推动了步兵训练和步兵战略的现代化。第一次世界大战结束后，德怀特·艾森豪威尔利用被派驻巴拿马的机会，研究了军事发展史，与人合著了美军欧洲作战战地手册，后来几年又在华盛顿特区和菲律宾任职。艾森豪威尔的参谋长比德尔·史密斯在被派驻菲律宾期间还研究了游击战。对于乔治·巴顿，不同职位的任职和在陆军军事学院的深造让他对机械化战争的理解更加深刻，也让他有机会研究德国军队对坦克的使用；20 世纪 30年代，被派驻夏威夷的时候，他深入研究了日本军国主义和日军入侵中国的战争。卢修斯·克莱有 4 年时间在华盛顿管理公共建设工程项目，与艾森豪威尔以及麦克阿瑟游历菲律宾，随后的两年，他负责监管美国几百个新机场的建设。约瑟夫·史迪威在三次来华和担任驻华武官期间，流利掌握了普通话，就是这个能力让他成为第二次世界大战期间中国战区最高长官蒋介石的参谋长的不二人选（对此，他多少有点后悔）。

换句话说，在和平时期，部队人数缩减，缺少了传统意义上的机会和战事安排，这些都不应该成为对职业感到无望的原因。相反，这给他们提供了一次良机，让他们有机会深入探究那些在繁忙时期没有研究过的东西，去思考如何组建一支现代化的部队，为更专业化的部队奠定基础。和平时期的部队缺乏的是，正如历史学家乔赛亚·邦廷三世所说，"一种我们'看得见的忙碌'"，他们正好可以利用工作节奏上的放缓，给自己以"闲暇去思考、去沉思、去创作"。

学术休假对开发人的智力同样也起着至关重要的作用，但是这种作用很容易为人们所忽视。这样的休假不必像学校生活那样准时准点、精心安排。最具影响力、成为人生转折点的一些学术休假时间都较短。

比如，计算机先驱道格拉斯·恩格尔巴特对于在线协作系统的研究催生了鼠标、图形用户界面和一系列的创新发明。第二次世界大战结束被困在菲律宾的时候，他突然对计算机的强大功能产生了灵感。恩格尔巴特之前受训成了一名海军雷达操

科学休息——迅速恢复精力的高效休息法

作员。第二次世界大战快结束的时候被部署到莱特岛，正当无所事事等着回国命令的时候，他发现了一个红十字会的图书馆，"就是典型的当地小屋的样式，下面是桩子，上面盖着茅草的屋顶"，还有竹制柱子。在那儿，他偶然读到了范内瓦·布什写的一篇文章，文章谈到将来电子技术将如何帮助研究者了解最新研究的动态，如何把不同的思想串联起来，据布什所说，这叫"轨迹"，还有如何管理越来越多的科学信息。恩格尔巴特沉醉其中。作为一名雷达技工，他对计算机如何提升人们处理信息、做出反应的能力已经很熟悉（在 1945 年很少有人对此有了解）。现在，他看到了这种科技的新用途：放大人类智力，管理海量信息，帮助人们更聪明地应对世界的挑战。这就是恩格尔巴特为之奋斗几十年的理念，就是这样的理念造就了最终为几十亿人所掌握运用的科技，并影响了人们对于计算机的看法。

怀尔德·潘菲尔德神经科学的事业得以确立，始于他年轻时候做医生期间的两次学术休假。作为一名外科医生，他想要创造更好的方法来修复大脑损伤，并且也对受损伤动物的大脑进行了解剖，以期弄清楚这些损伤是如何影响到大脑的。很快，他就碰了壁。他回忆说，利用他在牛津大学从查尔斯·谢林顿那里学到的细胞染色技术，他可以看到神经元，但是无法辨认出"为神经元提供营养和支持的"胶质细胞。由于无法理解损伤是如何影响胶质细胞的，他的工作无法继续。西班牙神经学家圣地亚哥·拉蒙-卡哈尔的实验室创造的染色技术能够揭示出胶质细胞，因此在 1942 年，潘菲尔德花了 6 个月的时间在马德里学习如何给大脑各区域染色，才能更清晰地识别胶质细胞的损伤。4 年之后，潘菲尔德来到德国的弗罗茨瓦夫，与神经学家奥特弗里德·福斯特合作，他已经改进了外科手术技术来治疗退伍军人因头部创伤导致的癫痫发作。福斯特已经收集了大量的脑部受损组织的样本，但是还没有人对这些样本进行分析，这就给了潘菲尔德一个机遇——从前所未有的广度上来研究这些受损大脑组织的样本；把这些样本和福斯特的病人的病历结合起来，潘菲尔德就能够开始绘制神经障碍病人的大脑生理构造了。马德里和弗罗茨瓦夫之行证明，把神经外科和神经科学永久地结合在一起是有益处的，正是这个理念推动了蒙特利尔神经病学研究所的创立，也推动了潘菲尔德下半辈子的研究。

詹姆斯·洛夫洛克提出的盖亚假说中很多重要的突破都是来自学术休假和旅行期间。众所周知，洛夫洛克在学术生涯的大部分时间里都是一名独立科学家，在英国西南的一个叫波尔恰克的偏远山村的实验室从事研究，但他是美国很多大学和研究中心的座上宾。他正是在 1958 年一次耶鲁大学之行期间改进

　　　　　科学休息——迅速恢复精力的高效休息法

了电子捕获检测器——一种极为精密的仪器，它证明了含氯氟烃在大气中的扩散。1961 年，洛夫洛克开始和美国国家航空航天局合作研究航天飞机仪器的设计并开始定期前往南加利福尼亚的喷气推进实验室。该实验室的科学家正试图设计出一种能够探测火星生命的仪器。当时，很多科学家都试图找到一些特殊的有机化合物；洛夫洛克则认为，地球大气是动态多变的，因此火星生命探测仪器的设计也应该寻找一些能体现火星环境复杂多变的证据。1965 年 9 月，在一次造访喷气推进实验室的时候，他意识到，因为大气变化太无常，地球大气并不能维持生命的存在；而是地球的生命系统"调节着大气，使其成分保持稳定"，这样才能让生命系统存在并繁盛。几年之后，洛夫洛克造访位于科罗拉多州博尔德市的美国国家大气研究中心，此行"启发了我，让我想到地球大气是多么适合生命体的存在"。接下来的 15 年间，他和波士顿大学生物学家林恩·马吉利斯、华盛顿大学大气科学家罗伯特·查尔森紧密合作，这种观点也不断得到发展。

依照格雷厄姆·沃拉斯的说法，提出盖亚假说的过程是这样的：准备期和酝酿期主要就是洛夫洛克在波尔恰克的生活，顿悟期却是在他抛弃独处的乡村生活，来到人才济济的喷气推进实验室，来到博尔德、波士顿和华盛顿的时候。波尔恰克的生活让他能够摆脱狭隘的官僚主义科学，在这里，他能够长时间地集中精力，这就是圣地亚哥·拉蒙–卡哈尔眼中创造性工作所必不可少的东西；洛夫洛克后来回忆道，不管什么时候，只要来到洛杉矶帕萨迪纳，他"感觉自己就像是一个乳臭未干的画家来到达·芬奇或者霍尔拜因的画室"。洛夫洛克在这些地方穿梭，遇到了不同的问题，接触到了不同的研究者，使他的思维更敏捷，从而启发思想，实现了创造性飞跃。

实际上在格雷厄姆·沃拉斯自己的工作中也可以看到这种模式：经过几年的准备期和酝酿期，然后在奔波往返中顿悟。作为联合创始人之一，沃拉斯在1895年创立了伦敦政治经济学院，并教授政治学，但正是1923年一次美国之行给了他机会探究"思维的艺术"。在沃拉斯早前的著作中，他已经涉及这个课题，但是两周的跨大西洋之旅给了他机会"充分地进行新的思考"，探索心理学、文艺评论、历史学和教育理论之间的关系。在达特茅斯学院的一系列讲座硬逼着他对这些想法好好整理，"他其中一本著作的思想就是受此启发"。沃拉斯对这个问题的研究超过两年，但就是在跨大西洋之旅期间，《思维的艺术》一书成型。

施德明、恩格尔巴特、潘菲尔德、洛夫洛克和沃拉斯的旅行和学术休假中有一个共同点：把一些陌生的元素和熟悉的元素结合起来。施德明刻意挑出一些没有去过的、能刺激和刷新思想的地方作为目的地。恩格尔巴特和战友们盘算着战事即将结束、和平即将到来，他在莱特岛才有了时间思考计算机的未来发展。潘菲尔德在去往西班牙和德国的旅途中才确定了自己的研究方向，在那里，他学到了那些有着悠久、坚实传统的实验室所创造的知识。洛夫洛克多年以来往返于宁静的波尔恰克和像奥兹国那样奇幻的航空航天局、喷气推进实验室。沃拉斯远离伦敦的纷扰和麻烦事儿，来到汉诺威这个"漂亮的、适合做学术的小村庄"和新罕布什尔州，这都有助于他厘清思维的艺术。但我们能由此断定，接触到不同环境真的能对我们的创新产生影响吗？

出国旅游、海外学习或工作到底能给心理和创造力带来什么益处？这种争论可以追溯到欧洲游学旅行刚出现的时候。最近，心理学家们一直都在探究旅游对创造力的影响、接触不同的文化给创造力带来的影响以及国外生活对创造力的影响。研究表明，尽管旅行不会让你成为保罗·高更那样的画家或者成为伊丽莎白·吉尔伯特那样的作家，但到不同的地方接触不同的文化的确能够提升你的创造力。

对此进行的研究当中，有一部分测试了实验室创造力的表现。在其中一项实验中，科学家发现，在吉尔福德替代用途测验中，如果提醒人们什么时候得考虑文化惯例，那么他们的成绩就要比那些没有得到提示的人的成绩高。如果受试者能够自己想到在什么时候要考虑这些不同文化惯例背后的逻辑，比如，为什么在中国吃饭时餐盘里剩下些菜才是礼貌之举，或者为什么有的文化严格限制向陌生人示好，那么他们的成绩甚至会更好。还有一项实验表明，能够在两种不同文化间自由切换的MBA（工商管理硕士）学生在几项创造力测验上的成绩都优于移民的孩子，这些孩子要么感觉自己与当地文化格格不入，要么感觉自己已经完全被同化。

用测验的成绩研究创造力，其不足之处就在于无法确定实验中测验的创造力是否和真实生活中的创造力一样。正如科学家所说，实验中狭义的创造力并不代表现实中广义的创造力。为了解决这些问题，哥伦比亚大学商学院教授亚当·加林斯基和他的同事对具有双文化的人的职业生涯做了调查，也就是"那些熟知母语文化和当地文化的人"。他们对硅谷公司中以色列工程师的职业生涯进行了研究，并将双文化人的升职记录和声望跟那些已经被美国文化同化的人以及不能融入美国文化的人做了对比。他们发现，具有双文化背景的工程师升职更快，在老板和同事中的口碑更好。在一个需要重视创新、了解客户心理、把握新机遇的行业，谁能够取得成功，双文化能力起着相当大的作用。

在欧洲工商管理学院，加林斯基和他的同事对另外一个行业做了研究。这个行业的精英要经常出差，他们要经常表述自己的创新理念，并且也承受着要不断创新的压力。这个行业就是时尚界。顶尖的设计师往返于巴黎、纽约、米兰和伦敦；他们每年必须要创造至少两个新的时装和配饰副线品牌；他们的工作经常受到密切关注，甚至遭到严厉批评。加林斯基和同事收集了 11 年以来由法国商业杂志《纺织报》对大型时装店副线品牌的评级（这家杂志要求买家，也就是对店里上什么品牌起决定性作用的人，对服装的某个系列进行 0 分到 20 分的评分），然后他们研究这些评分和设计师海外经历之间的关系。研究者把设计师海外经历的广度考虑进来，主要是看他们曾经在多少个国家工作过。他们同样把设计师海外经历的深度考虑进来，主要是看他们在国外生活的时间长短。最后，研究者又对设计师的母语文化和他们去过的国家的文化之间的差异做了评估。

加林斯基和他的同事发现，这三个因素都有助于设计师创造力的提高，尽管它们产生影响的时间节点各不相同。海外经历的广度和文化差异从一开始就发挥了激发创造力的作用，但是从长远来看，海外经历的深度，也就是设计师在国外生活时间的长短，才是最重要的因素。要融入一个陌生的国度，你得经历文化冲击，熟悉新环境，交上新朋友，创建职业人脉，还得理解陌生的习俗和惯例；如果你只是从一个时装秀赶往另外一个时装秀，而且从不离开酒店、会议中心和国际机场，那么这一切益处都不会出现。但是，即便是很短暂的国外工作经历也会有所收获：对于一名富有创造力的设计师来说，最糟糕的事情莫过于保守和待在家里。加林斯基和他的同事还发现，在国外待的时间所产生的影响是呈曲线变化的：先上升，然后达到峰值，最后开始下降，形成一个倒 U 形。换句话说，一年内如果在两个国家工作，那么它就能激发创造力，但如果是七八个国家，那么你就会不知所措了：你根本没有时间来消化或内化吸收你所看到的东西。同样，米兰和纽约之间的文化差异也许能激发创造力，但米兰和喀布尔之间的文化差异就太大了。要驾驭另外一种文化，你要逼迫自己思维更开放，要抛弃偏见，拥抱新思想；但这一切都包含在外语学习和应对文化冲击中。

施德明说："任何人，只要他对工作的描述中用到'思考'或想出点子，都将从休假中受益。"他的经历、费朗·亚德里亚、比尔·盖茨以及三星高管们的学术休假，无论是时间的长短、休假的频率，还是休假的地方都存在极大差异，但是他们的故事都表明精心安排的休假是如何恢复创造力的。远离日常的工作环境，摆脱满满的日程安排，他们就可以自由地去追求更高的目标，休假为他们创造给自己充电、给事业加油的机会，以此开设自己的公司，开创自己的事业。道格拉斯·恩格尔巴特、怀尔德·潘菲尔德和詹姆斯·洛夫洛克的成就都表明休假是如何激发改变人生的发现和顿悟，是如何发展为质变，而不仅仅是恢复而已。最后，富有创造力、积极进取的美国军官把非战争期间的闲暇当作钻研军事史和战略理论、研究日本和德国的军事扩张、学习掌握外语的绝佳机会。

总之，他们的故事都表明置身一个全新但又不至于完全格格不入的环境能激发智慧，与你家截然不同的环境可以解放你的思想，实现创造性飞跃。施明德曾经到巴厘岛休假，这个岛屿一下子就能让西方人感受到异域的风情，但又并非遥不可及。对于盖茨来说，与世隔绝的偏远小屋让他可以摆脱行政部门烦琐的工作。莱特岛作为美军基地，是与恩格尔巴特的家迥异的另一个世界，在此他可以思考在未来如何利用战时信息技术。尽管潘菲尔德得去应对马德里和弗罗茨瓦夫陌生的文化，但是拉蒙－卡哈尔和福斯特的研究所是世界神经科学和神经外科的研究中心；在这里，潘菲尔德拓展了文化视野，提升了本就炫目的学术背景，掌握了把神经外科和神经科学有机结合起来的手段和思想。洛夫洛克从宁静的英国小村庄来到美国的大学，来到太空竞赛正如火如荼、人声鼎沸的航空航天局。

富有成效的学术休假同样也能让人们摆脱常规生活。比尔·盖茨位于华盛顿麦迪纳的宅邸占地 6.6 万平方英尺，但是他在思考周居住的小屋却不接待家人或助手，并且只有乘坐水上飞机才能到达。施明德和亚德里亚休假期间关门歇业，客户和主顾们都找不到他们（2010 年一项对以色列、新西兰和美国的学者进行的对比研究表明，剥离工作也是学术休假有所成效的重要因素）。

最富有成效的学术休假，和其他形式的刻意休息一样，都是主动的。正如在波尔恰克的生活能让詹姆斯·洛夫洛克思想保持深邃，往返造访其他合作研究者也让他精力充沛。尽管潘菲尔德在马德里和弗罗茨瓦夫的工作非常紧张，但这几次的行程令他精力充沛。盖茨一天的阅读长达 18 小时，有时候直到周三下午才出门。沃拉斯的美国之行让他把不断的反思和紧张的讲座、研讨会日程安排结合起来。这听起来一点都不悠闲，但不出预料，目前来看，适当的艰苦工作确实起到了恢复作用。如果服兵役都可以从心理上摆脱工作，那么在湖边待上一周，读读选刊和技术报告也可以。

最后，我们通常认为学术休假要消耗很长时间（或许令人望而却步），但并非如此。正如亚当·加林斯基的研究所发现的那样，对与工程师和时装设计师完全不同的人来说，长时间沉浸于其他文化以及形成双文化，对他们的工作也会带来相当多的好处。如果安排得当，休假一周也能起到恢复作用，如果是一个月，甚至能改变你的人生。

结语
悠闲的人生

能带来幸福的不是财富，也不是奢华，而是宁静和情操。

——托马斯·杰斐逊

在本书中，我认为工作和休息同等重要；休息是一种技能；最有效、最具恢复作用的休息是主动的；而且如果我们休息的方式得当，它能让我们更具创造力、更高效。不要错误地认为只有埋头苦干、不断提高期望值才行。认真休息的生活更富创造力。我们享有休息的权利，我们享受休息，我们日复一日、年复一年地践行休息，这样，我们的生活也会变得更加丰富多彩，也更幸福。

休息并不是当我们需要的时候，它就会奇迹般地出现，特别是在当今这样一个忙碌不堪的世界。我们要认识到认真休息的重要性，我们要主张休息的权利，我们要在日常生活中为休息留出空间并且去捍卫它。一天中我们必须早早开始工作，这样才能为接下来的休息赢得时间；我们必须在每日的日程安排中为散步留出空间，或者是在周末有空闲时间用于我们的兴趣爱好或从事体育运动；我们必须规划好资金、安排好工作，这样我们好去休假。

休息不再是工作和睡觉之外残存的时间（当然还有打扫房间、抚育孩子、做志愿者、上下班通勤等，循环往复、永无止境），而是自己主动争取的东西。此时，休息就变得更加重要，不再虚无缥缈。行为科学家会告诉你，和具体的目标相比，模糊不清的计划和雄心不大可能给你带来成功。制订详细的计划能让你的目标感觉更真实、更容易实现，并且能让你更好地理解它的价值。刻意休息不是由不工作来界定的负空间，也不是什么时候想起来需要就马上得到的东西。刻意休息是主动的，值得我们精心经营。

认真休息同样能让你更关注生活中更多的细节。每天它都能让你注意力更集中，防止三心二意。如果你想要守护自己的休息时间，当新机会出现的时候，你就得认真思考是否值得去追求；当别人要你帮忙或需要你付出时间的时候，你就得认真思考是否值得。这样才能让你确定哪些事你可能随口就答应但后来又后悔，才能让你（非常婉转地）拒绝。守护自己的休息时间能抑制我们想要一刻都不停的冲动（或公开场合下看上去很忙），这样，我们才能只关注几件真正重要的事情，而不是追逐太多的目标。忙碌往往不是通往成就的阶梯，而是一种障碍。刻意休息有助于你辨别徒劳无益的陷阱，从而避开这种陷阱，关注一些重要的事情。

你如果在生活中只关注最重要的事情，为休息腾出时间，谢绝不必要的纷扰，这样的生活或许看起来平淡，但从生活的本质来看，它丰富多彩、令人感到幸福。正如作家安妮·狄勒德所说："就读一天的书，谁会把这一天叫作美好的一天呢？但是，读一辈子的书，那就可以称为美好人生了……十年、二十年如一日，其中任何单独的一天都难称美好。但谁又会说巴斯德或者托马斯·曼的人生不是美好的人生呢？"

因此，刻意休息能让你更好地安排你的人生，同样可以让你的人生从容不迫。在高榆度过一个周末之后，赫伯特·斯宾塞留意到约翰·卢伯克"明显有独到之处"：他的生活里有"很多不同的工作要做"，但是"他却从不匆忙"。即便在早上，卢伯克也是和兄弟们一起打猎之后才开始打理生意，不管是出席各种会议还是管理银行，或者去做讲座，"他都一贯保持从容，他给人的印象就是他非常悠闲"。

现在，我们把压力和劳累都当成了荣誉，表明我们工作很认真、很投入。但这是最近才出现的现象，它颠覆了我们传统的理念，在压力之下，领导人和职业人士到底应该怎么做呢？纵观人类历史大部分时间里，领袖都应该是从容不迫、不慌不忙的；成功始于自制和自控。早在公元前 6 世纪（比柏拉图和亚里士多德还早），中国武将孙武在《孙子兵法》一书中就写道，"将军之事，静以幽"。日本剑术家宫本武藏在约 1645 年写成的《五轮书》中写道，"不管是战斗还是生活，你都应该坚定、沉着"。

当今的职场使我们"开历史的倒车"，精神状况每况愈下。我们误以为，只有那些最累、最忙碌的员工才是工作最认真的。正如威廉·詹姆斯在《休息的原则》中写的那样，"急迫、透不过气和焦虑，这都不是力量的象征，只能说明你软弱，没有能力协调"。

刻意休息有助于养成从容不迫的习惯。它能让你更加集中注意力，在消除焦虑的同时，还能让你的工作有轻重缓急之分。刻意休息能促使你沉着地工作，而不是等着灵感爆发（也不是拖到最后一刻）。它能让你分辨并拒绝那些不必要的事情，这样你就可以大大减少工作量。最后，刻意休息能增强情感的储备和韧性，这样你就更可能以更强大的自信来应对挑战。

当今的职场都期望你全情投入，在这样的情况下，从容不迫也就更重要了。社会学家威廉·戴维斯指出，我们告诉员工，他们的激情就是他们最大的财富，要做自己热爱的工作（或至少爱自己现在做的工作）；与此同时，老板也逐渐将幸福感看成一种具有战略意义的资源，它能提升员工的生产效率，减少旷工，降低人员流动率，提升客户满意度。一些一流公司对人才的竞争非常激烈，它们会提供免费餐饮、休闲娱乐、公司内部干洗服务和其他福利来提升幸福感；在其他地方，幸福感成为一种检验人们积极心理的有力武器，人们利用自动化系统密切关注员工内心不满的一些表现、与客户通话中的不悦语气以及其他体现员工幸福感欠佳的指标。在这样的环境下，你得摆脱连你的情感都要商业化的职场，要培养自己的私人生活，而不是轻易屈服于那些诱使你在办公室埋头苦干的东西，这种能力比以往任何时候都显得更加重要。

　　刻意休息同样也可以给你更充裕的时间。每天它都会让你的工作更有成效。严格区分工作时间和休息时间，使你更愉快地度过闲暇时间，这样你的时间才得以解放。刻意休息让你可以发现那些与工作不冲突的休息方式，由此，深层游戏就能减轻时间带给你的压力。

　　艾杜生的研究中还有更加非比寻常的发现：最杰出的科学家

　　　科学休息——迅速恢复精力的高效休息法

都把工作和休闲看作相辅相成，他们几乎没有对时间带来的压力感到过焦虑。对这些顶尖的人物来讲，游泳或者远足都与实验室研究的时间不冲突。他们也认为，刻意休息的时间本身就不属于工作。他们精心安排，花在户外活动或兴趣爱好上的时间不至于过多，但是对于他们来说，工作和休息是一个整体的两个部分。

实际上，世界顶尖人物经常更有可能说自己要比那些成就一般的同行"懒一些"。这可不是惺惺作态，因为他们寻求的休息方式是能够让意识放松并且带来思维和心理的提升，但又让潜意识自由地思索各种点子，验证和排除各种可能，追踪问题的答案，因此，对于工作时间和自己能支配的时间，他们的理解不同于那些成就一般的同事。这就是为什么在艾杜生的研究中，那些研究引用次数少、不那么知名的科学家觉得自己时间太紧张，没有时间远足、冲浪或者弹钢琴的原因：他们有太多要做的事情，他们承担了太多的责任，太多的事情需要耗费他们的时间，而且他们误以为，如果能够再努力一点，就能够掌控全局。

最后，刻意休息有助于你生活幸福。

刻意休息是需要技巧的，是积极的，这就使得它比那些被动的娱乐方式更有效，更富活力，更能起到恢复作用。刻意休息还能防止你思维狭隘，抵御智力退化。这就是为什么强烈提倡积极休息的人工作都超级忙碌。比如，神经外科医生怀尔德·潘菲尔德警告那些医学生说，如果他们不培养一些其他兴趣爱好，"你的专业就有可能会让你患上一种隐伏性的疾病，它让你除了和工作上的同事有联系外，与其他人都隔离开来"，而且"使你陷于孤独"。潘菲尔德的导师威廉·奥斯勒警告说，一不小心"一个优秀的人就被成功毁了"，而且即便是最有求知欲的人，"不断的工作要求"也会让他"疲乏不堪，无法休息"。因此，有必要培养"某种需要智慧的消遣，它或许能让你涉足艺术、科学和文学领域。"

在人的一生当中，刻意休息能够助你恢复精力，给你更充裕的时间，让你成就更多，有助于你关注那些最重要的事情，避开那些无关紧要的事情。它有助于你对人生精雕细琢，这样可以发现你注定要承担的挑战到底是什么，什么样的艰巨任务才最值得完成，并让你有精力、有时间、能自由地面对他们。它为你创造的人生是有意义的，这样的人生有目标、有欢乐、有工作、有回报。这样的人生才完整，才不会虚度。

但是这样的人生或许会姗姗来迟。我们经常认为最富创造力的人都是年轻人，伟大的艺术作品、重大的科学发现或者创新的成果都是自我牺牲的结果。确实，很多天才都英年早逝。

但我总结了一下我在本书中谈到的这些人物的岁数，很多人都活到了八十多岁，并且几乎直到去世的时候都还十分活跃，这让我感到很吃惊。如果你想耗尽你的身心英年早逝，没人拦你。但如果你想要高寿，想要享受人生，想要一辈子都过得有意义、有活力，那么刻意休息就能助你达成所愿。

约翰·卢伯克 1895 年出版的《人生的意义》一书有一篇关于休闲娱乐的文章，在这篇文章中他对虚度和闲暇做了区分："闲暇是最美好的福祉，而虚度则是最恶毒的祸端。"他认为，"一个是幸福的源泉，另一个则是痛苦的祸根"。他说，人们经常把休息当成虚掷时光，但实际上两者并不一样。卢伯克写道："夏日的某天，躺在树荫下的草坪上，听着潺潺水声，看着云朵在蓝天飘过，这绝不是浪费时间。"当我们把休息和工作看作同等重要、相辅相成的搭档的时候，当我们把休息看作创造性思维的训练场、促成新思想形成的跳板的时候，当我们把休息看作我们可以进行实践并加以改善的一项活动的时候，休息就得到了升华。它能使我们的生活从容不迫，使我们的生活井井有条，赋予我们更充裕的时间，帮助我们事半功倍。卢伯克说得对，休息不等于虚度。

致
谢

我大学上的第一堂课就是"艺术和科学的发明与创新"。这个课是在宾夕法尼亚大学凡·派特图书馆四楼的梅里夫荣誉课程研究室上的。这间教室是为宾夕法尼亚大学本杰明·富兰克林奖学金获得者开设的荣誉课程预留的。不知是奇迹降临还是文员弄错了，作为刚入学的学生，我被选中获得了这项奖学金，并在课程主管琳达·魏德曼的建议下报名参加了研讨班。就在我 18 岁生日的第二天早上，我在去上课的时候迷了路，最后还迟到了。

这门课程的授课老师是当代最著名的技术史学家托马斯·帕克·休斯。对于他的声名我一无所知，但是我很快就喜欢上了他。作为一名历史学教授的孩子，我在大学校园长大。在我看来，休斯的文质彬彬再加上他学术上的杰出成就，使他成为伟大教授的典范。他是弗吉尼亚人。实际上我发现他是里士满人，而且我们就读的中学还是竞争对手，只是时间上一前一后相差几十年。

休斯最为人所熟知的就是他在技术系统论上的研究，他提出了一系列的问题和方法来理解诸如铁路、电网、电脑和互联网这样的东西是如何演变发展的。他找到了这些技术系统演变背后的规律，也就是所有的技术系统走出实验室、征服世界都要遵循的发展过程。在这个研讨班，尽管他将历史、艺术史和科学联系起来，比如卡尔·休斯克的《世纪末的维也纳》、彼得·盖伊的《艺术与行为》和西尔瓦诺·阿列蒂的《创造的秘密》，但他引导我们关注一些与之更为密切相关的心理问题：科学发现的本质是什么？创造力之谜背后的机制是什么？科学家、工程师和艺术家的创造力之间有什么根本不同吗？

从一开始我就爱上了这门课。它把我引入创造力的心理世界，给我指明了一种让人茅塞顿开、严谨缜密的新方法来思考创造力、发明、创新，以及艺术和科学之间的关系。这就是我梦寐以求的大学学习体验。我开始考虑转专业，从工程学换成科技史。接下来的那个学期，我的数学和计算机两门课差点不及格。我要朝什么方向走，现在已经很明确了。

在那门课上，我们从来没有探讨休息是创新过程中至关重要的组成部分，但是我提出了一个问题：如果我们关注那些很容易被忽视的行为，能从中得到什么启发呢？通过这个问题，我想更深刻地理解发明和发现，希望能为休斯介绍我去的那家公司做出点贡献，希望能回答他在梅里夫提出的那些难题。为什么选择休息作为研究课题，如何加以论证，如何将人文学科、艺术和科学发展史、当代对脑科学和心理学的研究为我所用，这些都受到这门课程的激发。

这门课程也同样开始确定我在大学几年交际的圈子。在宾夕法尼亚大学的几年，先是读本科，然后再读研究生，本杰明·富兰克林奖学金给了我莫大的自由，我可以追求我的兴趣、规划我的人生路线，也容许我犯错，当然我也充分利用了所有的机会。一直以来，琳达·魏

致 谢
●

德曼都是一个很包容的人，她善于思考，有耐心，从头至尾给我帮助。我们有一个独具创意、精妙绝伦的实验设计，而她就是这个实验设计的核心；她鼓励我们每一个人都要从这个实验中充分获益。鉴于休斯和琳达对我的帮助，我把这本书献给他们再合适不过了。

幸运的是，这本书之所以能够完成，还有很多人提供了帮助，在此，我要感谢他们。

首先，我的代理人佐伊·帕格纳门塔以及佐伊·帕格纳门塔出版的萨拉·莱维特和艾莉森·刘易斯，她们为本书的出版计划提出了宝贵的建议，同时支持本书的出版并为其找到了归宿。

我的编辑 T. J. 凯莱赫以极大的热情和能力承接了本书的艰巨工作。在创作本书的早期，英国企鹅出版集团的乔尔·里基特同样也提出了宝贵的建议。艾莉森·迈克金一开始就非常支持本书的出版，他让我坚信本书很适合在 Basic Books 出版。总之，他们使本书不断完善。

还有很多人花了很多时间坐下来接受我的采访，回答我的问题，提供新的素材，探讨我的观点，我对他们同样表示感谢。

伦敦政治经济学院、剑桥大学纽纳姆学院、大英图书馆的图书管理员和档案管工作人员也给我提供了莫大的帮助，他们帮我找到有关格雷厄姆·沃拉斯和卢伯克爵士的资料。

多年以来，杰西卡·里斯金和罗斯玛丽·罗杰斯在我的学术生涯中的角色不大，但作用可不小。通过斯坦福大学的历史和心理学项目，他们让我能很便捷地获取海量的在线学术期刊资源，这样本书才得以完成。门洛帕克市公共图书馆同样拥有宝贵的资源。我们可能都认为，本地的公共图书馆只是我们带孩子去读故事的地方，或者说在那里能找到的都是些刚出版的、粗制滥造的东西。实际上，我们都低估了这些图书馆，它们能满足我们查询知识的要求，丰富我们的思想。我特别依赖斯坦福大学图书馆的网络来获取一些晦涩难懂的学术文章，本地的图书馆也是我每日都去寻求帮助的地方。

这是第二本灵感来自我在微软剑桥研究院工作的书。我要再次感谢理查德·哈珀，是他邀请我去剑桥工作，这才得以发现了学术休假和刻意休息的价值。

最后，我要感谢我的家人：我的孩子伊丽莎白和丹尼尔在我和妻子去英国期间，得独自在加州生活；当然还有我的妻子希瑟，我开始思考休息和创造力的时候，就是她在剑桥的咖啡厅陪着我，并且一如既往地当我的智囊，她也是我最好的伴侣——梦寐以求的伴侣。

1. 这包括两小时最基本的看护（比如陪孩子们玩耍、给他们读故事、为他们做饭以及开车接送）和另外五小时的间接看护（比如把孩子放在车里，然后去办事）。

2. 这在电视剧《公园与游憩》中被惟妙惟肖地恶搞；剧中，阿兹·安萨里扮演的汤姆·哈弗福德在开了 4 家餐馆后，就自诩是来自印第安纳州小镇庞尼的"大亨"。

3. 我来打破第四堵墙，做进一步解释：我可以用这些区域的科学术语，但除非你有医学博士学位，要不然这些名称对你来说就没有任何意义，所以只要说明我的观点就行了。在此，重要的是默认网络确实存在，其复杂性和运转状况对我们有很多认知和心理学上的启示。说得通俗一点，在本书中，如果有可能，我会尽量少用科技术语和行业术语。

4. 考虑到当我们没有进行有意识的思考或关注外部环境的时候，默认网络会非常活跃，心智游移和默认网络相互关联就不足为奇。神经学家立刻就意识到对默认网络的研究能有助于我们更好地理解心智游移在神经学上的依据，也可以让研究者更好地理解心智游移时大脑内部的情况。但是，这不是同一现象的两个不同的名字：已经有证据表明心智游移能出现在默认网络之外的大脑区域。但有一点是明确的：我们对默认网络了解得越多，我们就越能够了解心智游移是如何运作的。

5. 那么问题来了，达尔文以何为生呢？这多亏了他和妻子所继承的大笔遗产，再加上精明的投资、来自唐恩宅邸农场的收入、家庭支出的精打细算，这都让这位乡村绅士能够过上不算奢华但也滋润的生活，这样他就能随心所欲地只关注科学研究了。他在自传中写道："我一辈子主要的乐趣和工作就是科学研究。"

6. 达尔文一天工作四五个小时，这也很容易解释：他是一个超级天才，他的成就说明了一切。像他这样的天才是无法解释的，也无法效仿。但他并不认为自己是天才。达尔文在自传中写道，"我觉得，和普通人相比，我更擅长留意别人不太注意的东西，而且也擅长对这些东西进行观察"，但是他并不具备艾萨克·牛顿的聪明才智。他继续写道，他"对科学执着、狂热的爱""在很大程度上得益于我想要得到同行博物学家认同的夙愿"，就是"想要理解或解释我所看到的东西"，再加上"我有耐心，不管花多长时间都要去思考那些未解的难题"。达尔文井井有条的习惯"对我这一行作用非常大"。即便是到了中年，身体状况非常糟糕，这也"让我免于受到社交和娱乐的打扰"。实际上，达尔文总结说："就我这样的普通能力竟然对从事科学研究的人的思想产生了这么大的影响，我都感到非常吃惊。"

7. 查利对他父亲的习惯到底是崇拜还是不屑，已无从考证，因为查尔斯为儿子感到扼腕，"他的目标不如我想象的那么坚定，也不够努力"。

8. 比如大阪的难波公园就是修建在摩天大楼旧址之上，或者有些是由高架列车轨道改造而成的公园，比如巴黎的绿荫步道和曼哈顿的高线公园，还有耶路撒冷的铁路公园、芝加哥 606 道，由一截高速公路改造而成的圣保罗大蚯蚓公园，脸书楼顶设计的目的就是要给人们提供一个舒适的环境，这样大家可以在这里交流、散步或思考。

9. 他的弟弟莫杰斯特说，"不知道他在哪儿读到过，要想健康，你就得每天散步两小时"，而且他"严格遵守这条规定，甚至有点迷信，好像万一早回来 5 分钟，就会出现大灾难似的"。但是，独自一人在俄罗斯的森林里散步倒也不累。相反，据他所说，"妙不可言的"的愉悦就来源于此，"其他任何事情都无可比拟"。即便是当他全神贯注地工作，也保持这个习惯：在写于 1883 年的一封信中，柴可夫斯基说他的一天就是"早饭，晚饭，再加必不可少的散步"。

10. 后来丘吉尔在他的回忆录中解释说，他的同事、第一海务大臣约翰·费舍尔在年迈的时候，早上四五点起床，到中午的时候，他"早上充沛的精力已经渐弱，到了傍晚的时候，这位海军元帅的精力已经明显衰竭了"。丘吉尔"把他的日常习惯稍微做了些修改，来适应第一海务大臣的日常事务"，早上稍微晚点起床，吃过午饭后小睡一会儿。丘吉尔发现，靠着这种新的时间安排，他可以"一直工作到凌晨一两点，一点也感觉不到疲惫"，现在他和费舍尔都"昼夜不停歇"。值得一提的是，年轻的丘吉尔不会迎合这位年迈的海军元帅，因为他们之间的关系经常很紧张，他俩都认为自己才是战略天才。他俩的紧张关系体现出"丘吉尔的优点"，正如牛津大学历史学家罗伊·詹金斯说的那样，"尽管丘吉尔想要掌控身边的人，但是他想掌控的是那些一流人物，而不是那些二流人物"。

注 释
●

11. 这个习惯非常严格，丘吉尔的贴身侍从回忆说，"在国会大厦总是为他准备着一张床"，这样他就可以"在重要的辩论会之前睡上一觉"。丘吉尔出行的时候也要竭尽所能，保证睡得舒服。他的飞机配有定制的压力舱，里面有书架，上面可以放书和白兰地，还有一部电话以及清除雪茄烟味的独立空气循环系统。这样，他可以"舒适、慵懒地躺在里面，就像是巨型的牡蛎壳里躺着一颗硕大无比的珍珠"，同时还可以让他吸氧——丘吉尔的医生坚持让他在高空飞行时吸氧。

12. 现在坡被认为是美国伟大的文学创新者之一、科幻小说的鼻祖，比如1835年出版的太空旅行小说《汉斯·普法尔的非凡历险记》，这是儒勒·凡尔纳最爱的小说之一。他同样还是侦探小说的开创者——1841年出版的《莫格街凶杀案》，而且他还是杰出的恐怖小说家。艾伦·坡在作品中大量运用"快要酣然入梦时心灵深处泛起的意象"，这让很多编辑都认为他是个瘾君子。难以置信的是，尽管他酗酒无度、个人生活悲惨、混乱不堪，而且因为他怪诞的行为被西点军校开除，几个工作也丢了，而且40岁的时候就神秘去世，但是他好像从不吸毒。

13. 尽管机组人员可以连续飞行三天，但这架价值10亿美元的飞机上却没有睡觉的地方，这充分说明在20世纪七八十年代设计飞机的时候空军根本不重视疲劳管理。相反，飞行员只能轮流在一张从沃尔玛买来的只值10美元的草坪躺椅上将就躺会儿。

14. 他说："在梦里，我击球相当漂亮，而且我立马就意识到我握杆的方法和我最近真正握杆的方法不一样。一直以来，我握杆击球时右胳膊弯曲有问题，但是在梦里我却做得非常漂亮。因此，当我第二天早上来到高尔夫球场的时候，我就照着梦里那样做，结果果然有效。前一天我打出了68杆，第二天则打出了65杆。"

15. 在第二次世界大战的历史上，电报局小屋扮演的都是小角色。在艾森豪威尔1942年离开伦敦后，小屋留给了参谋长比德尔·史密斯。史密斯是出了名的工作狂，从来没想过一天只工作12小时，但他却深刻体会到要拥有这样一个地方来躲避战争。在史密斯离开后，其他将军继续使用小屋。1944年3月，艾森豪威尔重返伦敦制订盟军欧洲登陆作战计划霸王行动的时候，他又搬回到电报局小屋。非常巧的是，在战后这里成为艺术品收藏家加布里埃尔·凯勒的居所，而她的丈夫亚历山大·凯勒在从约翰·卢伯克的遗孀手里买下埃夫伯里巨石阵后对其加以修缮。

16. 2012年对超过7000名美国医生进行的一项规模更大的调查显示，将近40%的医生都坦承至少出现一种职业倦怠的迹象，而且医生患上职业倦怠的可能性比普通民众高出 50%，工作和生活失衡的概率则是两倍。在神经外科医生中，职业倦怠率攀升到 57%（敬业同样也能解释为什么有的人对即将退休感觉压力重重）。

17. 一些研究表明，音乐训练在某些方面能开发大脑，这或许能有助于你成为更优秀的科学家。弹奏乐器需要融和分布于左脑和右脑的多项技能。手法、乐谱、合拍、跟上乐队指挥，这会用到大脑的不同部分，而且音乐训练还能增强左脑和右脑之间的协作。神经学家最近发现，数学天赋高的中学生和大学生左右脑之间的协作要比那些数学一般的学生强（实际上，大脑不同区域之间的连接水平越高，好像他们的智商就越高、社交能力和记忆力更强、受教育程度和收入也更高）。

18. 实际上，现在有时间的有钱人都倾向于多次休短假：2015 年一项对美国富人的调查发现，他们喜欢每两三个月就休一次短假。

19. 纵向研究是社会学和心理学的有效研究手段之一。这些研究需要耐心和信心，它的研究方式既要有科学的严谨，还要有写小说的生动。你描述的是人生，那么人生就有其复杂性，充满曲折。但是从中你能得到独特的见解和数据，后辈的研究者也可以运用和拓展。

20. 富兰克林生活的这一方面在詹姆斯·沃森的《双螺旋》一书中只字未提。该书把富兰克林平淡地描写成一个冷漠、不好相处、不好管理的人，而且大量描写了沃森自己和他的男性朋友对体育运动的热衷。但是，即便沃森对富兰克林这些特点的描述是准确的，如果她是男人，她的聪慧、对实验的敏锐以及对他人缺点或愚钝的包容也应该在同行中得到尊重。我们把富兰克林和剑桥同辈路德维希·维特根斯坦做个比较：他们都来自受过良好教育的犹太人家庭，对特权不屑一顾，都不能容忍思维懒惰，都不擅长社交。但是这为维特根斯坦赢得了学生的崇拜，在同事中被誉为无可比拟的天才。

21. 和很多科学家兼运动员一样，图灵小时候也不喜欢健身课和团队体育运动，但是后来他发现自己天生就有骑车和长跑的运动天赋。图灵一辈子几乎都在跑步。他还热衷于骑自行车，一方面是出于消遣，另一方面也为了出行方便。他不喜欢开车；他发现骑行很远的距离都很轻松：他曾经骑车 60 英里去学校；第二次世界大战期间，当他在布莱切利园工作的时候——他帮助破译了德军恩尼格玛密码并开发了具有开

注 释

创性的电子计算机"巨人"，他戴着防毒面具以免花粉过敏，一路骑行到布莱切利园。战后，他曾骑自行车环游欧洲。

22. 麦克林谈到他们之间的关系时说："现在我觉得获得诺贝尔奖的人多得很，但那时候整个国家就两个；他就是其中之一，还有一个就是西奥多·罗斯福。迈克尔逊这样一个杰出的天才，与我这样一个来自蒙大拿的年轻人又不熟，但他非常信任我，渐渐与我熟识，这让我感动不已。我觉得我的作品中最精彩的部分就是关于他的故事。"

23. 尽管在《画以怡情》中他声称在 40 岁开始绘画之前对绘画从没有过多关注，但是丘吉尔成长于布莱妮姆宫，马伯勒公爵的藏品包括很多名家的画作：伦勃朗、鲁本斯、莫奈、华多、凡·戴克、庚斯博罗、霍尔拜因、提香、卡拉瓦乔、丁托列托和瓦萨里，简直就是一部文艺复兴后的艺术史（丘吉尔的祖父是马伯勒公爵。丘吉尔经常和父母来布莱妮姆宫玩，但他们并不住在那里）。

24. 在吉尔之前很久，科学家当中就有业余攀登的传统。在剑桥大学，约翰·李特尔伍德和埃德加·阿德里安就攀爬过三一学院的高墙，而阿兰·图灵攀爬的则是伦敦大学国王学院。物理学家莱曼·斯皮策中年时才开始攀岩，他在攀爬普林斯顿大学校园最高的克利夫兰塔的时候还差点被校警抓起来。

25. 赖卡特作为一名登山运动员，取得了杰出的成就：K2 峰位置很偏僻，难以到达，甚至当地的巴尔蒂人都没有对其命名。在这些高海拔地区登山比攀登珠峰还要困难，对登山技巧的要求也更高。K2 峰的天气比珠峰的天气还要恶劣，也更难预测，夏季季风、暴风雪（是的，你没听错，这里海拔如此之高，季风都变成了暴风雪）使这里天气晴朗的日子屈指可数。

26. 该书（1975 年由普林斯顿大学出版社出版）不仅开始探讨潘菲尔德在 60 年前师从生物学教授 E. C. 康克林学习的时候首次遇到的问题，而且第一份草稿还是由他在普林斯顿的同班同学、后来到麦吉尔大学和耶鲁大学教授哲学的查尔斯·亨德尔修改审阅的。

27. 最早为非营利性机构的管理人员和社会活动家提供资助的是阿尔斯通/巴纳曼奖金计划。在该基金创立后，很多区域性基金争相效仿，比如总部位于洛杉矶的德菲基金会、阿拉斯加的拉斯姆逊基金会以及旧金山湾区的 O2 进取基金。

科学休息——迅速恢复精力的高效休息法